W0074689

Anne Greveling
Dr. Axel F. Wenzel

Melatonin
Das neue Wundermittel

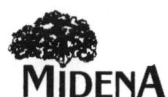
MIDENA

Für Beratung, Gespräche und Informationsmaterial bedanken wir uns herzlich bei: Dr. Wolfgang Becker-Brüser von der Arzneimittelinformation Berlin; Dr. Lutz Bergau vom Medizinischen Dienst der Deutschen Lufthansa; Professor Dr. Volker Dinnendahl von der Bundesvereinigung Deutscher Apothekerverbände; Dr. Rolf Dubbels vom Zentrum für Humangenetik der Universität Bremen; Oscar Falconi von der Firma Wholesale Nutrition (USA); Saul Kent von der Life Extension Foundation (USA); Professor Dr. Hans Werner Korf vom Uniklinikum Frankfurt; Dr. Paolo Lissoni vom Ospedale San Gerardo, Monza (Italien) und Dr. Steven M. Weber von der University of Wisconsin-Madison Medical School (USA).

Die Deutsche Bibliothek – CIP-Einheitsaufnahme
Wenzel, Axel F.:
Melatonin : das neue Wundermittel / Axel F. Wenzel/ Anne Greveling. – Küttigen/Aarau : Midena, 1996
ISBN 3-310-00261-6
NE: Greveling, Anne

Midena Verlag, CH-5024 Küttigen/Aarau
© Deutsche Ausgabe 1996 Weltbild Verlag GmbH, Augsburg
Alle Rechte vorbehalten

Redaktion: MediText, Dr. Magda Antonic, Stuttgart
Research: Elisabeth Kastrup
Umschlaggestaltung: Winfried Bährle
Satz: Hirschmeier und Partner GmbH, Aidlingen
Druck und Bindung: Gutmann & Co. GmbH, Talheim
Gesamtherstellung: Hampp Verlag, Würzburg
Gedruckt auf umweltfreundlich chlorfrei gebleichtem Papier
Printed in Germany

ISBN 3-310-00261-6

Inhalt

Zum Geleit

Komplizierte Sachverhalte und Zusammenhänge einfach, verständlich und unterhaltsam darzustellen und dabei den Informationsgehalt nicht zu verwässern oder gar zu verfälschen, gilt als eine ganz besondere Domäne amerikanischer Autoren des populärwissenschaftlichen Buches. Wie um dies zu widerlegen, ist dieses Buch über Melatonin von deutschen Autoren recherchiert und geschrieben worden, und man kann ohne Abstriche sagen, die Zielsetzung wurde erreicht. Ich jedenfalls habe mich mit viel Interesse hineingelesen und trotz erheblicher Vorkenntnisse noch einiges Neue erfahren.

Melatonin hat die Szene ganz schön polarisiert. Hier die vom Jet-lag Geplagten, die auf Melatonin nicht verzichten wollen, oder die Schlafgestörten, die auf Melatonin als natürliches Schlafmittel schwören. Dort die obligatorischen Warner, die auf die Begrenztheit aller menschlichen Erkenntnis hinweisen, auf die Tatsache, daß man zu wenig weiß über die Substanz. Amerikanischer Pragmatismus hat sich über derartige Bedenkenträger schon lange hinweggesetzt. Da in den letzten Jahren einer massenhaften Anwendung in den USA keine Risiken erkennbar waren, bleibt das Mittel in den USA auch in der Zukunft verkehrsfähig.

Vieles erinnert beim Melatonin an die unsägliche Diskussion zu Jod oder Selen, die heute glücklicherweise beendet ist. Als ein hoffnungsvolles Zeichen dürfen wir auch bewerten, daß seit dem 9. September 1995 nun endlich auch Magnesium, Eisen, Kupfer, Zink, Chrom, Mangan und Molybdän in Deutschland als Lebensmittel unter bestimmten Höchstmengen rechtmäßig in den Verkehr gebracht werden können.

Ob jedermann, wie in den USA, den eigenen Biorhythmus in der Zukunft auch in Deutschland legal oder nur gegen behördliches Verbot mit Melatonin regulieren darf, wird die Zukunft zeigen. Daß schwerwiegende Langzeitrisiken mit der Einnahme verbunden sind, ist wenig wahrscheinlich angesichts der bestehenden Erkenntnislage. Wenn man aber so hohe Anforderungen an ein Lebens- oder Genußmittel stellen möchte, dann muß die Zigarette schon lange aus dem Verkehr gezogen werden. Ich wäre aber selbst hierbei ein Gegner behördlicher Verbote, da persönliche Entscheidungsfreiheit allemal schwerer wiegt als moderate gesundheitliche Risiken.

Tübingen, im März 1996
Prof. Dr. Dr. K.H. Schmidt

Von Mäusen und Menschen
Die Entdeckung eines neuen Hormons

*„Gleich morgen früh sollst du in See stechen. Wir haben
keine Zeit mehr zu verlieren. Und tritt mir nicht eher
wieder unter die Augen, als bis du P'eng-lai gefunden
hast, die Insel, wo der Pilz der Unsterblichkeit wächst!"
„Ja, Majestät." Demütig verneigte Hsü Fu sich vor dem
Kaiser, so tief, bis seine Stirn den Boden berührte.
Kaiser Ch'in Shih Huang-ti entließ seinen Untertan mit
einer ungnädigen Handbewegung.
Am nächsten Morgen schiffte Hsü Fu sich ein. Er wußte
nichts über diese Insel P'eng-lai, außer daß dort
herrliche Korallenwälder und Bäume aus Perlen
wuchsen – und natürlich der berühmte Pilz der
Unsterblichkeit. Wer von ihm aß, der alterte nicht und
lebte ewig. Schon viele Seefahrer hatten sich auf die
Suche nach dieser geheimnisvollen Insel im
Ostchinesischen Meer gemacht – aber immer vergeblich.
Nach dreißigtägiger Seefahrt tauchte am Horizont eine
Insel auf, duftend wie eine Lotosblume, glitzernd wie ein
wunderschöner Edelstein. „Das muß sie sein!" rief Hsü
Fu seinen Matrosen aufgeregt zu. Doch in diesem
Augenblick spürte er, wie sein Schiff vom Kurs abkam.
Eine heftige Strömung trieb es in Richtung Osten.
Verzweifelt kämpften die Matrosen gegen die Strömung
an. Aber bald mußten sie erkennen, daß es zwecklos war.
„Ewige Jugend ist dem Menschen nicht bestimmt", sagte
Hsü Fu und zuckte die Achseln. Der Seereise müde, legte
er mit seiner Mannschaft an einer nahe gelegenen
fruchtbaren Küste an. Hier lebte er glücklich und
zufrieden und vergaß seinen Traum vom ewigen Leben.*

Schon seit vielen Jahrhunderten versuchen die Menschen dem Geheimnis ewiger Jugend und eines langen Lebens auf die Spur zu kommen. Die Chinesen der Kaiserzeit träumten von einer legendären Insel der Unsterblichkeit und versuchten mit Hilfe von Meditation, Atemübungen und obskuren alchemistischen Praktiken ewiges Leben zu erlangen. Im Mittelalter suchte man nach dem sagenhaften Jungbrunnen, durch den alte Menschen, die darin badeten, wieder agil und jugendlich wurden. Und Oscar Wilde ließ seinen berühmten Romanhelden Dorian Gray angesichts eines schönen, jugendfrischen Porträts seiner selbst bekümmert ausrufen: „Oh, wenn ich es nur wäre, der ewig jung bliebe, und das Bild dafür alt würde!" – ein Wunsch, der ihm hinterher auch tatsächlich erfüllt wurde.

Aber so etwas passiert nur in Romanen. In Wirklichkeit werden wir auf Schritt und Tritt mit der Tatsache konfrontiert, daß wir jeden Tag ein kleines bißchen älter werden: Beim morgendlichen Blick in den Spiegel zeigen sich erste Fältchen und graue Haare; beim Treppensteigen nehmen wir nicht mehr zwei Stufen auf einmal, wie wir es früher getan haben, ja, wir ertappen uns vielleicht sogar dabei, daß wir zwischendurch ab und zu stehenbleiben müssen, um wieder zu Atem zu kommen; und beim Klassentreffen beschleicht uns leises Unbehagen, wenn wir hören, daß der eine oder andere Schulkamerad bereits an Krebs oder an einem Herzinfarkt gestorben ist.

Trotzdem läßt die Frage nach der Verlängerung des Lebens und Bewahrung der jugendlichen Energie und Ausstrahlung dem Menschen nach wie vor keine Ruhe. Kosmetikfirmen und Schönheitsfarmen versprechen ewige Jugend; Illustrierte und Fernsehsendungen präsentieren immer wieder neue Diäten und Fitneßprogramme, mit denen wir uns verjüngen können; und viele Mediziner und Biologen beschäftigen sich ihr Leben lang mit der Frage, was eigentlich den Prozeß des Alterns in Gang setzt und wie wir ihn verhindern oder wenigstens hinauszögern können. Ein hoffnungsloses Unterfangen, so wie die Suche nach der Insel P'eng-lai?

Einige Altersforscher meinen: Nein. Sie sehen die Lösung des Rätsels in einer winzig kleinen, tannenzapfenförmigen Drüse, die mitten in unserem Gehirn verborgen liegt, und in einer Substanz, die diese Drüse in ebenso winzigen Mengen ausschüttet: Melatonin.

Lange Zeit hielten Ärzte und Naturwissenschaftler die Zirbeldrüse oder Epiphyse für ein unbedeutendes, funktionsloses Organ, ähnlich wie den Blinddarm. Sie glaubten, daß diese Drüse in früheren Stadien der Evolution vielleicht einmal eine Aufgabe hatte, dann aber verkümmert war und überflüssig wurde. Philosophen dagegen schrieben der Zirbeldrüse übersinnliche Fähigkeiten zu: René Descartes hielt sie für den Sitz unserer Seele (womit er sich den Zorn vieler Theologen zuzog), und die hinduistischen Mystiker betrachteten sie als das Ajna-Chakra, das „dritte Auge", das uns übernatürliche Kräfte verleiht.

Erst in den fünfziger Jahren dieses Jahrhunderts tauchte die Epiphyse aus ihrer Versenkung auf: Ein amerikanischer Dermatologe namens Aaron Lerner entdeckte, daß diese Drüse keineswegs so verkümmert und sinnlos ist, wie man vorher gedacht hatte. Er stellte fest, daß sie ein Hormon produziert, das allerdings in so geringen Konzentrationen im Blut vorhanden ist, daß die Forscher es bisher völlig übersehen hatten: Melatonin. Lerner war auf der Suche nach der Ursache der Weißfleckenkrankheit (Vitiligo), eines Pigmentmangels, bei dem sich scharf abgegrenzte weiße Flecken auf der Haut zeigen. Er vermutete, daß diese Erkrankung auf eine abnorm hohe Produktion eines hauterhellenden Hormons zurückzuführen sein mußte. Wenn es ihm gelang, dieses Hormon zu entdecken, war das vielleicht der erste Schritt zu einer Therapie dieser Hautanomalie!

Lerner begann Fachbücher zu wälzen. Schließlich entdeckte er einen wissenschaftlichen Artikel aus dem Jahr 1917, in dem behauptet wurde, die Zirbeldrüse produziere ein Hormon, durch das die Haut heller wird. Die Autoren hatten Zirbeldrüsen von Rindern zermahlen und diesen Brei in einen Wasserbehälter mit Kaulquap-

pen geleert. Binnen einer halben Stunde war die Haut der Kaulquappen vollkommen durchsichtig geworden!

Vielleicht ist das des Rätsels Lösung, dachte Lerner. Vielleicht
produzierte die menschliche Zirbeldrüse auch ein solches hauterhel-
lendes Hormon? Und vielleicht konnte man Menschen, die an
Weißfleckenkrankheit litten, helfen, indem man versuchte, die Produktion dieses Hormons bei ihnen einzudämmen?

Aber zunächst einmal mußte er herausfinden, welche Substanz
der Zirbeldrüse es war, die die Haut der Kaulquappen so durchschei-
nend werden ließ. Und das war, wie sich bald herausstellte, eine
echte Sisyphusarbeit. Durch aufwendige Reinigungsprozesse stellte
Lerner aus über zweitausend Rinderzirbeldrüsen einen Extrakt her.
Dann mußte er herausfinden, welches Molekül dieses Extrakts die
ausbleichende Wirkung auf die Kaulquappenhaut ausübte! Mit Hilfe
eines physikalisch-chemischen Trennungsverfahrens, der Chromato-
graphie, zerlegte er den Zirbeldrüsenextrakt in seine chemischen Be-
standteile und testete anschließend deren Wirkung an einem Stück
Froschhaut. Dabei stellte er fest, daß jener Bestandteil des Zirbeldrüsenextrakts, der die aufhellende Wirkung auf die Haut hatte, nur in
ganz geringen Mengen in der Zirbeldrüse vorkam. Das geheimnisvolle Hormon, dem er auf der Spur war, zirkulierte also offenbar nur
in winzig kleinen Konzentrationen im Blutkreislauf. Deshalb war es
auch nicht möglich, die molekulare Struktur dieses Hormons zu ermitteln – dazu hätte Lerner zehn Milligramm davon gebraucht, und
um diese zehn Milligramm herzustellen, wären über eine Million
Rinderzirbeldrüsen notwendig gewesen.

Nach einer schlaflosen Nacht, in der er endlose schwarzweiß ge-
scheckte Rinderherden an seinem geistigen Auge vorüberziehen
sah, verwarf Lerner diesen Plan. Aber er konnte sich auch nicht mit
dem Gedanken abfinden, daß nun seine ganze bisherige Arbeit um-
sonst gewesen sein sollte. Also versuchte er durch logisches Nach-
denken auf die molekulare Struktur des rätselhaften Hormons zu

kommen. Wenn ihm das gelang, war der Rest einfach: Denn dann konnte man das Hormon künstlich herstellen und mit der Substanz des Zirbeldrüsenextrakts vergleichen, um zu sehen, ob die beiden wirklich miteinander identisch waren.

Lerner entdeckte tatsächlich die chemische Formel jenes Hormons, dessen Wirkungen auf unseren Organismus mittlerweile Wissenschaftler verblüffen und in den Medien immer wieder für Schlagzeilen sorgen. Er nannte es „Melatonin", weil es die Zellen aufhellt, die das Pigment Melanin herstellen, und weil es mit dem Hormon Serotonin verwandt ist, das ebenfalls in der Zirbeldrüse hergestellt wird und wichtige Vorgänge in unserem Körper steuert.

Diese Entdeckung führte Lerner allerdings nicht viel weiter. Zwar befähigt Melatonin manche Frösche und Reptilien – zum Beispiel Chamäleons – tatsächlich dazu, ihre Hautfarbe von einer Sekunde auf die andere zu verändern, um sich zu tarnen. Aber beim Menschen hatte es offenbar leider keine derartige Wirkung: Lerner behandelte zahlreiche Patienten, die an Pigmentveränderungen der Haut litten, mit dem neuentdeckten Hormon – ohne Erfolg. Frustriert gab er seine Arbeit an dem Projekt schließlich auf. Der kurze Artikel, den er in einer Fachzeitschrift über seine Entdeckung veröffentlichte, stieß bei den Medizinern auf kein großes Interesse, da das neuentdeckte Zirbeldrüsenhormon in den geringen Mengen, in denen es im Blut vorkam, mit damals zur Verfügung stehenden Meßgeräten gar nicht nachgewiesen und untersucht werden konnte.

Erst viele Jahre später gelangen zwei Wissenschaftlern – dem amerikanischen Zirbeldrüsenforscher Russel J. Reiter und dem italienischen Immunologen Walter Pierpaoli – Entdeckungen, die neues Licht auf dieses rätselhafte Hormon warfen. Ihre Forschungsergebnisse legten den Schluß nahe, daß Melatonin eine jahrtausendealte Substanz ist, die auch in Pflanzen, ja selbst in einzelligen Lebewesen vorkommt und in vielen Organismen wichtige Lebensvorgänge steuert.

Künstlicher Winterschlaf für Astronauten?

Manchmal, wenn die Tage kalt und grau sind, Glatteis jede Auto-
fahrt zum Horrortrip macht und sich wochenlang kaum ein Sonnenstrahl zwischen den Wolken hervorwagt, wünschten wir uns, wir
könnten uns im Herbst einen dicken Speckvorrat anfressen, dann in
tiefen Schlaf fallen und erst im Frühjahr wieder aufwachen, so wie
manche Tiere es tun.

Diesem geheimnisvollen Phänomen des Winterschlafs auf die
Spur zu kommen, war das Ziel eines Forschungsprojekts, das die
Armee der Vereinigten Staaten in den sechziger Jahren startete. Man
wollte Astronauten auf weit entfernte Planeten schicken, mußte aber
zunächst einmal das Problem lösen, wie sie diese lange Reise trotz
begrenzter Lebensmittelvorräte unbeschadet überstehen konnten.
Wenn man herausfand, welche Vorgänge im Körper bei Tieren den
Winterschlaf auslösten – so die Überlegung einiger US-Army-Tüft-
ler –, konnte man die Astronauten vielleicht in eine Art „künstlichen
Winterschlaf" versetzen, damit ihr Körper während der Reise durch
den Weltraum möglichst wenig Energie verbrauchte.

Einer der Forscher, die mit diesem Projekt beauftragt wurden,
war ein junger Amerikaner namens Russel J. Reiter. Er hatte gerade
sein Examen in Endokrinologie – der Wissenschaft von den Hormonen – abgelegt, und nun standen ihm zwei Jahre Militärdienst bevor.
Froh, daß er diese zwei Jahre nicht als Offizier abdienen mußte,
sondern sich medizinischen Forschungen widmen durfte, stürzte er
sich gemeinsam mit seinem Kollegen, Dr. Roger Hoffman, mit großem Eifer auf die neue Aufgabe.

Wie konnte man das Phänomen „Winterschlaf" erforschen? Es
schien die beste Lösung, Labortiere künstlich in Winterschlaf zu
versetzen und dann zu untersuchen, welche physiologischen Veränderungen dabei in ihnen abliefen. Reiter und Hoffman setzten einige männliche Goldhamster den Umweltbedingungen aus, die bei

diesen Tieren normalerweise zum Winterschlaf führen: Kälte und langen Dunkelheitsperioden, die den allmählich länger werdenden Nächten im Herbst entsprachen. Die Tiere fielen tatsächlich in Schlaf. Als Reiter und Hoffman die Hamster ein paar Wochen später inspizierten, machten sie eine verblüffende Entdeckung: Ihre Hoden waren sehr viel kleiner geworden.

Nachforschungen ergaben, daß das auch in freier Natur so ist: Jedes Jahr, wenn die Hamster Winterschlaf halten, schrumpfen ihre Hoden (die sie in diesem Zustand ja auch nicht brauchen), und im Frühjahr, zur Paarungszeit, schwellen sie wieder zu normaler Größe an. Eines der unzähligen Beispiele für perfektes Timing in der Natur.

Reiter und Hoffman wußten aber immer noch nicht, *was* diese auffällige Veränderung an den Geschlechtsorganen der Hamster bewirkte. Da sexuelle Vorgänge in der Regel durch Hormone gesteuert werden, vermuteten sie, daß ein bisher noch unbekanntes Hormon auf veränderte Umweltbedingungen – entweder die sinkenden Temperaturen oder die kürzere Tageslänge oder beides – reagierte und die Tiere im Winter, wenn die Lebensbedingungen für sie ungünstig waren, in Schlaf sinken ließ. Wenn dann im Frühjahr die Temperaturen anstiegen und die Tage länger wurden, erweckte dasselbe Hormon sie wieder zu neuem Leben – und zu neuer Liebeslust.

Der nächste Denkanstoß, der die beiden einen Schritt weiterbrachte, kam von dem amerikanischen Neurologen Dr. Richard Wurtman, der sich schon seit einiger Zeit mit der Erforschung der Zirbeldrüse beschäftigte. Er hatte festgestellt, daß diese Drüse hauptsächlich im Dunkeln aktiv ist. Vielleicht wurde das geheimnisvolle Hormon, das ja vermutlich auf veränderte Hell-Dunkel-Rhythmen (längere Tage im Sommer, längere Nächte im Winter) reagierte, in der Zirbeldrüse produziert.

Es gab nur eine einzige hundertprozentig sichere Methode, das herauszufinden: Man mußte einigen Hamstern operativ die Zirbeldrüse entfernen und dann abwarten, ob ihre Hoden sich unter Winterschlafbedingungen verkleinerten oder nicht. Das war ein sehr schwieriges Unterfangen, denn die Zirbeldrüse ist selbst beim Menschen nur erbsengroß, und beim Hamster hat sie Stecknadelkopfformat. Mit einem Operationsmikroskop gelang es den Forschern, ihren Plan in die Tat umzusetzen.

Die operierten Hamster wurden anschließend künstlich in Winterschlaf versetzt. Nach ein paar Wochen öffneten Reiter und Hoffman voller Spannung ihre Käfige, und natürlich galt ihr erster Blick den Geschlechtsteilen der Hamster. Ihre Theorie war richtig gewesen: Bei den Tieren, denen sie die Zirbeldrüse wegoperiert hatten, waren die Hoden noch genauso groß wie vorher! Also war tatsächlich ein Zirbeldrüsenhormon für den Schrumpfungsprozeß der Geschlechtsorgane verantwortlich, der für das Überleben der Tiere eine so wichtige Rolle spielte. Hoffman und Reiter hatten den Artikel von Aaron Lerner über das Zirbeldrüsenhormon Melatonin gelesen und vermuteten, daß es sich um diese Substanz handeln mußte.

Im Laufe jahrelanger Forschungsarbeiten gelang es Russel Reiter, diese These zu bestätigen. Damit war ihm ein entscheidender Durchbruch in der Erforschung menschlicher Hormone gelungen: Er hatte nachgewiesen, daß die Zirbeldrüse keineswegs so überflüssig war, wie man bislang vermutet hatte. Zumindest bei vielen Tieren erfüllte sie eine lebenswichtige Funktion, indem sie dafür sorgte, daß zur richtigen Zeit Winterruhe gehalten wurde und zur richtigen Zeit die Paarung stattfand. Da war es eigentlich gar nicht mehr so abwegig, anzunehmen, daß Melatonin auch im menschlichen Organismus wichtige, bisher noch nicht erforschte Aufgaben erfüllte.[1]

Die nächste Szene in der Entdeckungsgeschichte dieses verblüffenden Hormons spielt in Italien. Dort hatte ein italienischer Immunologe namens Walter Pierpaoli sich das ehrgeizige Ziel gesetzt, dem Rätsel des Alterungsprozesses auf die Spur zu kommen. Dabei beschäftigte ihn ganz besonders eine verblüffende Entdeckung: Schon vor einiger Zeit hatten Wissenschaftler herausgefunden, daß Labormäuse länger leben, wenn man ihre Nahrung reduziert. Eigentlich seltsam – denn an sich war es doch viel naheliegender, daß unterernährte Lebewesen weniger kräftig und anfälliger für Krankheiten sein müßten und daher eine kürzere Lebensdauer haben sollten als ihre wohlgenährten Artgenossen. Pierpaoli war sich über die Tragweite dieser erstaunlichen Entdeckung im klaren: Altern und Tod waren demnach nichts Unabwendbares, dem man sich fügen mußte; sie ließen sich durch Veränderungen bestimmter Lebensumstände steuern und beeinflussen. Ist es möglich, das menschliche Leben zu verlängern? Läßt sich der Alterungsprozeß überlisten? Diese Fragen ließen den Forscher von nun an nicht mehr los.

Durch Forschungsberichte auf das Zirbeldrüsenhormon aufmerksam geworden, begann er Mäusen synthetisch hergestelltes Melatonin zu verabreichen. Da inzwischen bekannt war, daß der menschliche Körper das Hormon hauptsächlich nachts ausschüttet, ahmte Pierpaoli diesen natürlichen Rhythmus nach und gab den Mäusen jeden Abend Melatonin ins Trinkwasser. Eine Kontrollgruppe von Mäusen erhielt Wasser, das nicht mit dem Hormon angereichert war.

Nach einem halben Jahr, so berichtet er, zeigten sich bereits deutliche Unterschiede zwischen den beiden Gruppen: Die Tiere, die nicht mit Melatonin behandelt worden waren, wirkten viel „älter" als die anderen. In ihrem Fell zeigten sich kahle Stellen, ihr Immunsystem wurde allmählich schwächer, sie bewegten sich langsamer, bekamen grauen Star, und schließlich starben sie alle an Krebs. Die mit Melatonin behandelten Mäuse hingegen wirkten wie nach einer Verjüngungskur: Ihr Fell war dichter und glänzender geworden, ihr Körper schlanker und beweglicher, und sie tollten übermütig im Käfig umher wie ganz junge Mäuse. Ihre Immunabwehr schien gestärkt zu sein, und auch ihr Liebesleben nahm einen ungeahnten Aufschwung: Sie blieben sexuell aktiv bis zum Tod, während ihre Artgenossen, die nicht mit dem „Verjüngungshormon" behandelt worden waren, jeden Gedanken an Sex längst weit hinter sich gelassen zu haben schienen. Die Eierstöcke und Hoden der Mäuse, die kein Melatonin erhalten hatten, waren – so schreibt Pierpaoli – im Alter geschrumpft, wie es auch bei alternden Menschen der Fall ist; bei den anderen Mäusen hingegen hatten sie die gleiche Größe beibehalten wie in ihrer Jugend. Das Verblüffendste aber war, daß die mit Melatonin behandelten Mäuse ungefähr ein halbes Jahr länger lebten als die anderen (was beim Menschen einer verlängerten Lebensdauer von etwa fünfundzwanzig Jahren entspricht).

Um ganz sicherzugehen, untersuchte Pierpaoli die Schilddrüsenfunktion der beiden Gruppen von Mäusen. Die Schilddrüse steuert durch Ausschüttung der Hormone Thyroxin und Trijodthyronin unseren Stoffwechsel. Bei jungen Tieren senkt sich dieser Hormonspiegel nachts, so daß der Stoffwechsel verlangsamt wird und der Körper zur Ruhe kommt. Bei älteren Tieren funktioniert dieses Steuerungssystem nicht mehr: Der Schilddrüsenhormonspiegel bleibt auch in der Nacht hoch. Pierpaoli berichtet, daß sich bei Mäusen, die Melatonin erhalten hatten, nachts der Thyroxin- und Trijodthyroninspiegel senkte, genau wie bei jungen Tieren, während er bei anderen Mäusen unverändert hoch blieb.

Diese Entdeckungen faszinierten den Forscher, warfen aber andererseits unzählige Fragen auf. Wie kam es, daß Mäuse, die Melatonin mit dem Trinkwasser erhalten hatten, sich so plötzlich verjüngten? Warum hatte ihr Immunsystem sich verbessert, und warum waren sie nicht an Krebs gestorben wie die anderen? Konnte es sein, daß all diese Phänomene, die man bisher als voneinander unabhängige Begleiterscheinungen des Alterns betrachtet hatte, in Wirklichkeit eng miteinander zusammenhingen? Daß sie von einer einzigen „Schaltzentrale" im Körper gesteuert wurden? Wenn ja, dann mußte diese Schaltzentrale wohl die Zirbeldrüse sein, denn sie produzierte das Hormon, das all diese Veränderungen bewirkt hatte.

Das große „Anti-Alterungs-Experiment"

Erkenntnisse anderer Forscher bestärkten Pierpaoli in seiner Vermutung: So wurde zum Beispiel festgestellt, daß der nächtliche Melatoninspiegel im Blut von Tieren stark absinkt, wenn sie älter werden. Und da die Produktion dieses Hormons offenbar von Unter-
schieden im Tageslicht gesteuert wurde (nachts wurde sehr viel
davon produziert, tagsüber kaum etwas), startete Pierpaoli nun sein
nächstes Experiment: Er ließ Mäuse unter ständiger Einwirkung
von hellem künstlichem Licht aufwachsen. Zunächst tat sich nichts;
die Mäuse entwickelten und vermehrten sich völlig normal. Doch in
der vierten Generation wirkten die Tiere allmählich kränklich und
viel älter, als sie ihrem tatsächlichen Lebensalter nach hätten sein
dürfen. Sie machten einen müden, lethargischen Eindruck.
Schrumpfende Muskeln, kahle Stellen im Fell und geringe Energie
und Beweglichkeit zeigten deutlich, daß es sich hier um vorzeitig
gealterte Mäuse handelte. Die Tiere vermehrten sich auch nicht
mehr und starben viel früher als ihre Artgenossen, die unter natürlichen Lebensbedingungen aufwuchsen und dem normalen Hell-Dunkel-Rhythmus von Tag und Nacht ausgesetzt waren.

Leben in ständigem Licht führte also tatsächlich zu einem vor-
zeitigen und beschleunigten Alterungsprozeß. Es hatte aber vier Ge-
nerationen gedauert, bis dieses Phänomen sich zeigte. Pierpaoli
konnte sich das nur dadurch erklären, daß dieser Biorhythmus des
Wechsels zwischen Tag und Nacht so tief im Organismus verankert
ist, daß eine einzige Generation Leben in ewigem Licht nicht ausreicht, um ihn auszulöschen.

Nun waren die Vorarbeiten für jenes Experiment geleistet, das in
den Medien am meisten Aufsehen erregt hat. Eigentlich, so sagte
Pierpaoli sich, wollte ich ja nicht herausfinden, wie man vorzeitig
alt wird, sondern im Gegenteil, wie man länger jung bleibt oder wie
sich vielleicht sogar ein alter Organismus wieder verjüngen kann.

Er schloß aus seinen bisherigen Experimenten, daß eine solche Verjüngung möglich sein müßte, indem man einer alten Maus operativ die Zirbeldrüse einer jungen Maus einsetzte.

In stundenlangen mühsamen Operationen tauschten Pierpaoli und sein Forscherteam die winzig kleinen Zirbeldrüsen der Mäuse aus. Vier Monate alte Mäuse erhielten Zirbeldrüsen von achtzehn Monate alten Artgenossen, und umgekehrt. (Vier Monate bei einer Maus entsprechen etwa zwanzig Jahren bei einem Menschen; achtzehn Monate sind vergleichbar mit einem menschlichen Alter von sechzig Jahren.)

Das Ergebnis dieser Präzisionsarbeit an den Mäusegehirnen fiel genauso aus, wie Pierpaoli erwartet hatte: Die jungen Mäuse, die die „alten" Zirbeldrüsen erhalten hatten, alterten und starben vorzeitig. Die alten Mäuse mit den jugendlichen Zirbeldrüsen dagegen verjüngten sich rapide und lebten dreiunddreißig Monate, was beim Menschen einem stolzen Alter von über 100 Jahren entspricht. Und dieses methusalemische Alter erreichten die Tiere in einem gesunden, jugendlichen Körper. Pierpaoli konnte keine der bei Mäusen üblichen Alterungserscheinungen an ihnen feststellen.

Auch ihr Immunsystem war selbst in diesem vorgerückten Alter noch in Höchstform: Pierpaoli untersuchte die Thymusdrüsen der Mäuse, denen er die „jungen" Zirbeldrüsen eingesetzt hatte. Der Thymus, eine kleine Drüse hinter dem Brustbein, spielt eine wichtige Rolle bei unserer Immunabwehr – hier werden die T-Lymphozyten, die bei der Körperabwehr gegen fremde Organismen mithelfen, gespeichert und auf ihre künftige Aufgabe vorbereitet. Bei den Mäusen mit den jugendlichen Zirbeldrüsen war diese Drüse nicht geschrumpft, wie das bei Mäusen in diesem Alter (und auch bei Menschen nach der Pubertät) normalerweise der Fall ist, sondern genauso groß und gut ausgebildet wie bei ganz jungen Tieren! Sie hatte sich offenbar durch das Einpflanzen der jugendlichen Zirbeldrüse regeneriert. Bei den jungen Mäusen, denen Pierpaoli „alte"

Zirbeldrüsen eingesetzt hatte, war die Thymusdrüse hingegen vorzeitig verkümmert. Diese Tiere besaßen auch ein sehr schwaches Immunsystem.[2]

Wenn sich diese Forschungsergebnisse von Mäusen auf Menschen übertragen ließen, so überlegte Pierpaoli, dann mußte es durch Einnahme von Melatoninpräparaten ab einem gewissen Alter (nämlich dann, wenn die natürliche Melatoninproduktion unserer Zirbeldrüse nachläßt) eigentlich möglich sein, unser Leben um viele Jahre zu verlängern. Und nicht nur das: Es mußte möglich sein, es auf sinnvolle Weise zu verlängern – das heißt, so, daß wir die hinzugewonnenen Jahre in einem jugendlichen, gesunden Körper verleben können, nicht von altersbedingten Erkrankungen wie Alzheimer, grauem Star und erhöhtem Krebs- und Herzinfarktrisiko heimgesucht werden und uns auch bis ins hohe Alter hinein eines aktiven Liebeslebens erfreuen können. Mit anderen Worten: Wir könnten dann nicht nur länger leben, sondern gleichzeitig unsere Lebensqualität verbessern.

„Stell dir vor, es ist dein neunzigster Geburtstag", phantasiert der begeisterungsfähige Italiener. „Zur Feier des Tages hast du dir den Nachmittag freigenommen und triffst dich mit einem Freund, um Squash zu spielen. Dann gehst du mit deiner Frau in euer Lieblingsrestaurant, anschließend feiert ihr im Jazzclub weiter, und dann wartet die Flitterwochen-Suite eines Luxushotels auf euch."[3]

Eine Utopie? Für Pierpaoli nicht. Er glaubt, daß wir seit der Entdeckung von Melatonin keine Angst mehr vor dem Alter zu haben brauchen – jedenfalls nicht vor einem Alter, in dem wir schwach und gebrechlich im Lehnstuhl sitzen und uns wehmütig an die verlorene Vitalität, Gesundheit und Schönheit unserer Jugendjahre zurückerinnern. Natürlich werden wir auch weiterhin älter werden; aber dieses Alter wird – so meint er – keine Spuren äußerlichen, geistigen und gesundheitlichen Verfalls mehr hinterlassen. Und wir werden in Zukunft vielleicht Gelegenheit haben, nicht nur mit unseren Urenkeln, sondern sogar noch mit unseren Ururenkeln zu spielen.

Pierpaoli ist nicht der einzige, der daran glaubt. Seit die neuen Erkenntnisse der Melatonin-Forschung bekannt wurden, sind immer mehr Menschen – Mediziner, Biologen, aber auch Laien, die durch die Medien von den Wirkungen des neuen „Wunderhormons" gehört haben – bereit, sich auf etwas einzulassen, was Russel Reiter als „das große Anti-Alterungs-Experiment" bezeichnet. Er selbst nimmt, ebenso wie Pierpaoli, schon seit vielen Jahren regelmäßig Melatonin ein. Andere Wissenschaftler jedoch sind skeptisch, zweifeln an der Seriosität von Pierpaolis Versuchen und warnen vor möglichen unbekannten Nebenwirkungen des bisher kaum erforschten Hormons. Für die spektakulären Wirkungen, die man Melatonin zuschreibt, gebe es bis jetzt ebensowenig Beweise wie für seine gesundheitliche Unbedenklichkeit, sagen sie. Melatonin – das neue Wundermittel oder nichts als ein großer Schwindel? Darüber streiten sich die Mediziner bislang noch. Die Antwort auf diese Frage wird vielleicht – wie so oft – in der Mitte liegen.

Die Zirbeldrüse – unsere „innere Uhr"

Nach den Entdeckungen Reiters und Pierpaolis häuften sich Funde von Wissenschaftlern, die vermuten ließen, daß Melatonin trotz der geringen Mengen, in denen es ausgeschüttet wird, in unserem Organismus einige wichtige Funktionen erfüllt. Denn schon bald gelang es, Melatonin mit ziemlich geringem Kostenaufwand in großen Mengen synthetisch herzustellen. Damit wurden endlich umfangreichere wissenschaftliche Studien möglich.

So stellte man zum Beispiel fest, daß Melatonin nachts in bis zu zehnmal so großen Mengen im Blut vorhanden ist wie tagsüber. Menschen, denen man Melatonin eingab, fingen binnen einer halben Stunde an zu gähnen und fielen in tiefen Schlaf – ein Zeichen, daß dieses Hormon bei unserem Schlaf-Wach-Rhythmus eine wichtige Rolle spielt. Biologen fanden heraus, daß Vögel mit Hilfe ihrer Zirbeldrüse Veränderungen im elektromagnetischen Feld der Erde wahrnehmen; das hilft ihnen, sich bei ihren alljährlichen Zügen nach Süden zu orientieren. Und Ärzte entdeckten, daß Menschen, die an Krebs oder an anderen schweren Krankheiten leiden, oft einen ungewöhnlich niedrigen Melatoninspiegel haben. So wurden nach und nach immer mehr Forschungsprojekte ins Leben gerufen, die sich mit der Wirkung dieses geheimnisvollen Hormons auf unseren Körper befaßten. Bis heute ist die Wirkungsweise von Melatonin noch nicht völlig geklärt.

In den zwanziger Jahren dieses Jahrhunderts stellte sich heraus, daß die hinduistischen Mystiker mit ihrer Annahme, die Zirbeldrüse sei das „dritte Auge" des Menschen, gar nicht so unrecht gehabt hatten. Ursprünglich war die Zirbeldrüse offenbar als drittes Sehorgan „geplant" gewesen, hatte aber dann im Laufe der Evolution eine andere Funktion übernommen. Anatomen entdeckten in der Epiphyse von Fröschen Zellen, die große Ähnlichkeit mit den lichtempfindlichen Strukturen der Netzhaut haben. Relikte dieses „dritten Auges" finden sich auch noch bei zahlreichen anderen niederen Tieren, zum Beispiel bei manchen Fischen und einer in Neuseeland beheimateten Echsenart, der Brückenechse.

Aus irgendeinem Grund wurde diese Entwicklungslinie im Lauf der Evolution nicht weiterverfolgt: Säugetiere und Menschen haben kein solches drittes Sehorgan. Doch auch bei ihnen besitzt die Zirbeldrüse lichtempfindliche Zellen und reagiert auf Hell-Dunkel-Signale. Sie ist nämlich so etwas wie eine „innere Uhr", die dem Körper durch Ausschüttung von Hormonen signalisiert, wann es Tag und wann Nacht ist. Zwar liegt die Zirbeldrüse im Zentrum unseres Gehirns, abgeschirmt vom Tageslicht, aber sie steht in enger Verbindung mit unseren Augen. Wenn wir am Morgen unsere Jalousien hochziehen und der Lichtreiz der ersten Sonnenstrahlen auf unsere Netzhaut fällt, wird dieser Reiz durch Nervenverbindungen an die Zirbeldrüse weitergeleitet. Und wenn wir abends das Licht löschen und zu Bett gehen, so erhält unsere Zirbeldrüse über dieselbe Nervenverbindung das Signal: „Es ist Nacht." Sie reagiert auf diese Umweltreize, indem sie tagsüber das Hormon Serotonin und nachts das Hormon Melatonin ausschüttet.

Diese beiden Hormone sind in ihrer chemischen Zusammensetzung eng miteinander verwandt: Serotonin wird tagsüber von der Zirbeldrüse hergestellt, und zwar aus Tryptophan, einer Aminosäure, die wir mit der Nahrung aufnehmen. (Geflügel und Milch enthalten zum Beispiel ziemlich viel Tryptophan.) Wenn der Einbruch der Dunkelheit der Zirbeldrüse signalisiert, daß es nun Nacht wird, beginnt sie Serotonin in Melatonin umzuwandeln. Dieses Hormon macht uns müde und wiegt uns in Schlaf. Messungen haben ergeben, daß die Melatoninkonzentration in unserem Blut gegen zwei oder drei Uhr nachts am höchsten, tagsüber jedoch verschwindend gering ist.

Der Melatoninspiegel ist aber nicht nur im Laufe eines Tages, sondern auch im Verlauf unseres ganzen Lebens starken Veränderungen unterworfen. Als Neugeborene produzieren wir so gut wie gar kein Melatonin – wahrscheinlich haben kleine Babys deshalb einen so unregelmäßigen Schlaf-Wach-Rhythmus. Ab dem dritten Monat wird es dann allmählich immer mehr. Als kleine Kinder haben wir den höchsten Melatoninspiegel: über 200 Pikogramm (billionstel Gramm) pro Milliliter Blut – eine Rekordzahl, die wir in unserem späteren Leben nie wieder erreichen.

Denn danach beginnt der Melatoninspiegel zu sinken. Als Erwachsene erzeugen wir nur noch 40 bis 80 Pikogramm pro Milliliter, und bei alten Menschen ist die Melatoninproduktion noch geringer. Warum die Zirbeldrüse im Lauf des Lebens immer weniger von dem Hormon erzeugt, darüber ist man sich noch nicht hundertprozentig im klaren; aber man weiß, daß die Zirbeldrüse im Laufe der Jahre „verkalkt" – das heißt, es sammeln sich Kalziumeinlagerungen an. Man vermutet, daß diese Verkalkung die Leistungsfähigkeit der Drüse einschränkt.

Aber wie kann eine Substanz, die in so mikroskopisch geringen Mengen produziert wird, so tiefgreifende und vielfältige Wirkungen haben? Wie kann sie so unterschiedliche Phänomene auslösen wie Vogelflug und Winterruhe, Schlafen und Wachen? Ist so etwas überhaupt möglich?

Nun, zunächst einmal muß man sich klarmachen, daß Melatonin ein Hormon ist – einer jener Botenstoffe, die von verschiedenen Drüsen unseres Körpers ausgeschüttet werden, im Blut zirkulieren und so auf bestimmte Organe und Funktionen unseres Körpers, aber auch auf unser Gefühlsleben Einfluß nehmen. Man kann die Hormone grob in zwei Kategorien unterteilen: Hormone, die direkt auf ein bestimmtes Organ und die damit verbundenen Körperfunktionen einwirken (beispielsweise die Östrogene, die die Fortpflanzungsorgane der Frau beeinflussen), und Hormone, die indirekt wirken, indem sie die Ausschüttung anderer Hormone koordinieren.

Zirbeldrüsenforscher wie Russel Reiter und Walter Pierpaoli vermuten, daß Melatonin zur zweiten Kategorie gehört – das heißt, daß es auf andere Drüsen in unserem Körper einwirkt und sicherstellt, daß deren Hormone jeweils genau zum richtigen Zeitpunkt und in der richtigen Menge ausgeschüttet werden. Mit anderen Worten: Es sorgt für das hormonelle Gleichgewicht, ohne das unser Körper nicht richtig „funktionieren" kann. Wenn das stimmt (bis jetzt ist es nur eine Hypothese, keine erwiesene Tatsache), dann wäre es tatsächlich denkbar, daß Melatonin viele wichtige Vorgänge in unserem Körper steuert.

Eine Schlaftablette der Natur
Melatonin – die Wunderdroge für
erholsamere Nachtruhe?

„Seit gut einem halben Jahr nehme ich jeden Abend
drei Milligramm Melatonin ein. Früher habe
ich in der Regel sieben bis acht Stunden nachts
geschlafen. Leider war es immer ein leichter Schlaf,
und ich wachte mehrmals in der Nacht auf.
Mit Melatonin schlafe ich durch, fest und tief,
und komme sogar mit sechs Stunden Schlaf aus."
Widmar G.

„Ich arbeite beim Fernsehen. Wenn ich abends
von der Sendung nach Hause komme, bin ich ziemlich
aufgekratzt. Ich dachte, daß ich mit Melatonin
wenigstens nachts besser schlafen kann, aber
das Gegenteil war der Fall. Nach zwei Stunden lag ich
hellwach im Bett und konnte nicht mehr einschlafen.
Trotzdem habe ich die Tabletten weiter genommen.
Schließlich hatte ich die Nase voll und warf sie weg."
Marion A.

Da bekannt ist, daß Melatonin hauptsächlich nachts ausgeschüttet
wird und den Schlaf-Wach-Rhythmus des Menschen steuert, lag es
natürlich nahe, die Wirkungen dieses Hormons als Schlafmittel zu
testen. Zahlreiche neuere Untersuchungen deuten darauf hin, daß
Melatoninpräparate tatsächlich eine schlaffördernde Wirkung haben. In vielen Büchern, Fernsehsendungen und Zeitschriftenartikeln
wurde das Zirbeldrüsenhormon daraufhin sofort als „natürliche"
und sanftere Alternative zu den herkömmlichen Schlafmitteln hoch-

gejubelt, die ja fast alle mit gewissen unerwünschten Nebenwirkungen verbunden sind. Die Medien priesen Melatonin als neuen Hoffnungsschimmer für Menschen, die an chronischer Schlaflosigkeit leiden oder deren Tag-Nacht-Rhythmus durch häufige Flugreisen oder Schichtarbeit immer wieder durcheinandergerät.

Was ist dran an dieser „Schlaftablette der Natur", wie ein ganz besonders begeisterter Melatonin-Anhänger, der kalifornische Arzt Dr. Ray Sahelian, das Zirbeldrüsenhormon enthusiastisch bezeichnet? Wird das Hormon tatsächlich bald alle herkömmlichen Schlafmittel ablösen und uns zu einer tiefen, erholsamen Nachtruhe ohne Nebenwirkungen verhelfen?

Um verstehen zu können, wie Melatonin unser Schlafverhalten beeinflußt, müssen wir uns zunächst einmal veranschaulichen, was eigentlich in unserem Körper abläuft, während wir schlafen, und wie es zu Schlafstörungen kommen kann.

Inzwischen sind sich Wissenschaftler weitgehend darüber einig, warum wir schlafen: Während des Schlafes erholt und regeneriert sich der Körper von den Aktivitäten des Tages. Damit er das kann, wird ein „Energiesparprogramm" eingeschaltet: Alle unsere Stoffwechselvorgänge laufen nachts langsamer ab als am Tage. Unser Herz schlägt nicht mehr so schnell; auch Puls, Atmung und Verdauung verlangsamen sich, und Blutdruck und Körpertemperatur sinken. Unsere Muskeln entspannen sich, und wir bewegen uns – abgesehen von einem gelegentlichen Umdrehen oder vom nächtlichen Gang auf die Toilette – kaum. Dadurch ist unser Energieverbrauch während des Schlafs wesentlich geringer als im Wachzustand. Der Körper braucht nicht mehr so viel Energie für äußere Aktivitäten und kann sich ganz auf seine innere Aufbau- und Reparaturarbeit konzentrieren.

Durch Messungen von Hirnströmen schlafender Menschen hat man festgestellt, daß Schlaf keineswegs ein einheitlicher Zustand ist, auch wenn es, von außen betrachtet, so scheint, als ob sich während dieser Zeit bei uns nicht viel abspielt: Der Schlaf besteht aus mehreren Stadien, die sehr unterschiedliche Funktionen erfüllen. Nach dem Einschlafen verfallen wir zunächst in einen sehr leichten Schlaf: In dieser Phase können wir noch ziemlich leicht durch Geräusche und andere Umweltreize aufgeweckt werden. Dann gleiten wir in den Tiefschlaf hinüber, der für unsere körperliche Regeneration besonders wichtig ist: Unsere Muskelspannung nimmt ab, und die Hirnanhangdrüse (Hypophyse) schüttet große Mengen Wachstumshormon (Somatotropin) aus, das wichtige Stoffwechselvorgänge steuert und die Zellerneuerung stimuliert sowie den Aufbau von Knochen, Knorpeln und Muskeln fördert.

Als nächstes tritt unser Gehirn in Aktion: Denn jetzt folgt die Schlafphase, in der wir träumen. Wissenschaftler bezeichnen dieses Stadium als REM-Schlaf. (REM ist die Abkürzung für „rapid eye movement" und eine Anspielung darauf, daß sich in dieser Phase unsere Augen sehr schnell hin und her bewegen, als verfolgten sie tatsächlich ein spannendes Geschehen.) Unsere Muskulatur ist nun vollkommen entspannt. In dieser Schlafphase verarbeitet unser Gehirn die Erfahrungen und Erlebnisse des Tages. Wissenschaftler vermuten, daß sie bei Lernprozessen, bei der Verarbeitung von Streß und damit auch für unser psychisches Gleichgewicht eine sehr wichtige Rolle spielt: Nachdem man Tieren verschiedene Lernaufgaben gestellt hatte, verbrachten sie nachts längere Zeit im REM-Schlaf als sonst – vermutlich, um das Gelernte „einzuordnen", das heißt, aus dem Kurzzeit- ins Langzeitgedächtnis zu überführen. Auch Menschen, die tagsüber großen Anforderungen und psychischen Belastungen ausgesetzt gewesen waren, träumten daraufhin nachts mehr.

Wie wichtig die REM-Schlafphase für uns Menschen ist, haben Versuche gezeigt, bei denen man Menschen die ganze Nacht hindurch systematisch am REM-Schlaf hinderte: Am nächsten Tag konnten sie sich längst nicht so gut an Gelerntes erinnern wie sonst;

und nach ein paar solchen „traumlosen" Nächten waren sie äußerst nervös und gereizt. Als man sie dann in den darauffolgenden Nächten wieder ruhig schlafen ließ und ihre Hirnströme aufzeichnete, zeigte sich, daß sie mehr träumten, also längere Zeit im REM-Schlaf verbrachten als normalerweise. Bei versäumtem Traumschlaf ergibt sich also ein Nachholbedarf.

Die beschriebenen Schlafstadien kehren im Laufe einer Nacht stets in der gleichen Reihenfolge wieder; jeder Schlafzyklus (bestehend aus leichtem Schlaf, Tiefschlaf und REM-Schlaf) dauert etwa neunzig Minuten. Für unsere Regeneration sind der Tiefschlaf und der REM-Schlaf am wichtigsten; die leichteren Schlafphasen erfüllen keine besonders bedeutende Funktion, sondern sind nur eine Art Übergangsstadium zwischen Wachzustand und Schlaf.

Untersuchungen haben gezeigt, daß der Schlaf auch für unser Immunsystem sehr wichtig ist. Ein amerikanischer Psychiater namens Michael Irwin testete dreiundzwanzig gesunde junge Männer vier Nächte lang im Schlaflabor. In den ersten beiden Nächten ließ er sie ruhig schlafen; in der dritten Nacht wurden sie zwischen drei und sieben Uhr morgens wach gehalten. Dann untersuchte Dr. Irwin ihr Blut und stellte fest, daß die Killer-T-Zellen – jene Zellen unserer Immunabwehr, die uns vor eindringenden feindlichen Zellen (beispielsweise Viren, Pilz- und anderen Infektionen) schützen – bei achtzehn der dreiundzwanzig Männer am Morgen nach diesem Schlafentzug weniger aktiv waren als sonst: ein Zeichen dafür, daß zuwenig Schlaf uns tatsächlich anfälliger für Krankheiten macht.[4]

Alte Menschen haben einen leichteren Schlaf

Die Qualität unseres Schlafs ist im Laufe des menschlichen Lebens sehr starken Veränderungen unterworfen. Kinder verbringen viel mehr Zeit im Tiefschlaf als Erwachsene – was eigentlich ganz logisch ist, weil bei ihnen der Körper noch im Aufbau begriffen ist; deshalb müssen die Tiefschlafphasen, in denen das Wachstumshormon ausgeschüttet wird, besonders lang sein. Im Laufe unseres Lebens nimmt die Dauer des Tiefschlafs, der für unsere Erholung und Regeneration so wichtig ist, dann allerdings immer mehr ab; bei alten Menschen ist der Tiefschlaf oft nur noch fragmentarisch, und sie empfinden ihren Schlaf auch als sehr leicht, wachen nachts häufiger auf und haben morgens das Gefühl, keine erholsame Nacht verbracht zu haben.

Auch der Traumschlaf – die zweite Schlafphase, die für unser körperliches und seelisches Wohlbefinden eine entscheidende Rolle spielt – kommt bei alten Menschen zu kurz. Außerdem klagen viele ältere Leute über Ein- und Durchschlafprobleme oder gar über chronische Schlaflosigkeit. In keiner Altersgruppe sind Schlafstörungen so weit verbreitet wie bei den Senioren.

Zirbeldrüsenforscher führen das auf die Tatsache zurück, daß die Melatoninproduktion sich im Laufe unseres Lebens drastisch verringert: Bei alten Menschen schüttet die Zirbeldrüse nur noch sehr wenig Melatonin aus. Und da dieses Hormon uns ja signalisiert, daß es Nacht ist, und uns müde macht, ist es eigentlich kein Wunder, daß alte Menschen Schlafprobleme haben.

Eine Studie israelischer Wissenschaftler scheint diese These zu bestätigen. Im Schlaflabor der Universität von Haifa wurde Versuchspersonen eine Woche lang jeden Abend Melatonin gegeben; anschließend testete man, ob die Qualität ihres Schlafs sich dadurch verbesserte. Die Zusammensetzung der Testgruppe war sehr unterschiedlich: Getestet wurden ältere Menschen mit Schlafstörungen, ein paar Senioren, die trotz ihres vorgerückten Alters gut schlafen konnten, und einige junge Männer, die ebenfalls keine Schlafschwierigkeiten hatten.

Ehe die Teilnehmer dieser Studie Melatonin einnahmen, untersuchte man anhand ihres Urins die Menge ihrer nächtlichen Melatoninausschüttung. (Das Abbauprodukt des Melatonins – 6-Sulphat-oxymelatonin, abgekürzt 6-SMT – läßt sich im Urin nachweisen, und mit dieser Methode kann man ziemlich genau ermitteln, wieviel von dem Schlafhormon ein Mensch nachts produziert.)

Es war tatsächlich so, wie die israelischen Wissenschaftler vermutet hatten: Bei den älteren Menschen, die schlecht schliefen, fand sich das Melatonin-Abbauprodukt in sehr viel geringeren Mengen im Urin. Bei den anderen Senioren, die keinerlei Schlafprobleme hatten, war der nächtliche Melatoninspiegel dagegen fast so hoch wie bei den jüngeren Männern, die an der Studie teilnahmen. Die produzierte Melatoninmenge scheint also von Mensch zu Mensch sehr unterschiedlich zu sein.[5]

Ältere Leute haben außer ihrer häufig verringerten Melatonin-ausschüttung aber auch noch ein anderes Problem: Ihre Zirbeldrüse produziert das Hormon oft auch in einem veränderten nächtlichen Rhythmus. Die Melatoninproduktion beginnt zeitiger am Abend und endet dafür zeitiger am Morgen als in der Jugend. Dementsprechend werden ältere Menschen abends zeitiger müde und wachen dafür oft schon beim Morgengrauen auf.

Im Gegensatz zu diesem „verfrühten" oder vorverschobenen Schlaf-Wach-Rhythmus vieler Senioren leiden junge Menschen oft unter dem entgegengesetzten Phänomen: Sie werden abends erst sehr spät müde und kommen dafür dann morgens nicht aus den Federn. Ihr Schlaf-Wach-Rhythmus ist „nach hinten verschoben".

Im Grunde ist das nichts Neues. Man weiß schon seit langem, daß es zwei Typen von Menschen gibt: „Nachteulen", die erst am Abend so richtig in Schwung kommen und morgens den Wecker verfluchen, und „Lerchen", die in aller Herrgottsfrühe am muntersten und leistungsfähigsten sind und am Abend ziemlich zeitig schlafen gehen. Solche individuellen Unterschiede im Schlaf-Wach-Rhythmus sind kein Problem, wenngleich die Lerchen es vielleicht etwas einfacher haben, mit dem Arbeitsalltag zurechtzukommen, als die Nachteulen. Problematisch wird es erst, wenn der Schlaf-Wach-Rhythmus sehr stark verschoben ist, so daß man beispielsweise immer erst gegen drei oder vier Uhr nachts einschlafen kann und morgens dementsprechend todmüde ist. Ein so weit nach hinten verschobener Schlaf-Wach-Rhythmus bedarf unter Umständen schon ärztlicher Behandlung, da er Lebensqualität und Leistungsfähigkeit auf die Dauer stark einschränken kann.

Noch problematischer ist der sogenannte „freilaufende" Schlaf-Wach-Rhythmus, bei dem sich das Schlafverhalten gar nicht am 24-Stunden-Schema orientiert, sondern einem Zyklus von 26 oder gar noch mehr Stunden folgt. Menschen, die unter einer solchen Zyklusabweichung leiden, schlafen jede Nacht ein oder zwei Stunden später ein als am Vorabend und stehen morgens dementsprechend später auf – und falls sie nicht die Möglichkeit haben, ihre Aufstehzeiten flexibel zu gestalten, sind sie am nächsten Tag unausgeschlafen und unkonzentriert.

Außer diesen Störungen des Schlaf-Wach-Rhythmus, die Menschen das Leben zur Hölle machen und sie im Extremfall sogar völlig von ihrem sozialen Umfeld isolieren können, gibt es aber auch noch zahlreiche andere Schlafstörungen. „Schlechter Schlaf" ist ein recht vager Oberbegriff, unter dem sich eine Vielzahl verschiedener Phänomene verbirgt. So gibt es zum Beispiel Menschen, die Schwierigkeiten haben, abends einzuschlafen; aber wenn sie erst einmal in Schlaf hinübergedämmert sind, kann sie so leicht nichts mehr aufwecken. Daneben gibt es Menschen mit Durchschlafproblemen, die nachts öfters aufwachen und dann unter Umständen lange Zeit nicht mehr einschlafen können. Schlafforscher unterscheiden zwischen zwei Formen von Schlafstörungen: Es gibt situativ bedingte, vorübergehend auftretende Schlafprobleme, wie wir sie wahrscheinlich alle kennen, wenn wir einmal unter besonders starkem Streß stehen, ein berufliches Problem oder eine Ehekrise zu bewältigen haben – oder wenn eine Krankheit vorübergehend unseren Schlaf beeinträchtigt. Meist legen sich solche Schlafstörungen mit der Zeit von selbst wieder.

Schwieriger liegt der Fall schon bei Menschen mit chronischen Schlafschwierigkeiten. Sie greifen in ihrer Verzweiflung oft regelmäßig zu schweren Schlafmitteln. Doch das ist auf die Dauer keine Lösung; denn die Nebenwirkungen solcher Medikamente sind, auf lange Sicht betrachtet, fast noch schädlicher als der Schlafmangel, der diese Menschen quält.

Die herkömmlichen Schlafmittel – leider keine Dauerlösung

Verschreibungspflichtige Schlafmittel mit entsprechend starker Wirkung gehören in der Regel zur Gruppe der Benzodiazepine. Sie wirken beruhigend und beseitigen Angst- und Spannungszustände. Doch man muß den tiefen Schlaf, in den man nach der Einnahme von Medikamenten wie Valium, Lendormin, Halcion oder Dormicum (um nur einige zu nennen) fällt, mit zum Teil recht schwerwiegenden Nachteilen bezahlen.

Man hat zwar das Gefühl, tief und fest zu schlafen, doch in Wirklichkeit wirken sich Benzodiazepine gerade auf die Schlafphasen negativ aus, die für uns am wichtigsten sind: Die Dauer der Tiefschlafphase und des REM-Schlafs, in dem wir träumen, wird reduziert. Das heißt, wir schlafen vielleicht wesentlich länger, als wir es ohne Schlafmittel getan hätten, aber die *Qualität* unseres Schlafs leidet.

Hinzu kommt, daß man nach der Einnahme von Benzodiazepinen, die eine lange Wirkdauer haben, morgens häufig unausgeschlafen ist – man hat das Gefühl, noch gar nicht richtig „dazusein", weil der Körper das Schlafmittel, das man am Vorabend eingenommen hat, noch nicht völlig abbauen konnte. Schlafmittel mit kurzer Wirkdauer haben dafür wiederum den Nachteil, daß die Schlafstörungen in verschärfter Form wiederkehren, sobald man das Medikament absetzt. (Schlafforscher bezeichnen dieses Phänomen als „Nachhol-Insomnia".)

Ein weiteres schwerwiegendes Problem von Benzodiazepinen ist der Gewöhnungseffekt. Wenn man sie regelmäßig nimmt, wirkt die Dosis, mit der man eingestiegen ist, nach einiger Zeit nicht mehr und muß erhöht werden. Das ist eine Teufelsspirale, die immer weiter nach oben – und letzten Endes in die Medikamentenabhängigkeit – führt. (Dieser Effekt kann bereits nach einer Einnahmedauer von vier bis fünf Wochen eintreten!)

Aus diesen Gründen dürfen Benzodiazepine nur über einen kürzeren Zeitraum hinweg eingenommen werden – ein Patentrezept, eine dauerhafte Lösung von Schlafproblemen sind sie nicht. Doch viele Menschen greifen, weil sie keinen anderen Ausweg wissen, sehr häufig oder gar ständig zu solchen Medikamenten und berauben sich damit eines natürlichen, erholsamen, gesunden Schlafs.

Wo liegt der Ausweg aus dieser Zwickmühle? Etliche Mediziner und Wissenschaftler suchen ihn in dem neuentdeckten Schlafhormon Melatonin, und es sind auch schon zahlreiche Forschungsprojekte zu diesem Thema durchgeführt worden – allerdings mit zum Teil recht widersprüchlichen Ergebnissen.

Fest steht bis jetzt nur, daß Melatonin tatsächlich bei vielen Menschen eine schlaffördernde Wirkung hat. Das weiß man schon ziemlich lange. Neurobiologe Dr. Richard Wurtman vom klinischen Forschungszentrum des Massachusetts Institute of Technology (MIT) war einer der ersten, der Versuchspersonen Melatonin eingab, um zu testen, ob sie davon schläfrig wurden – allerdings in einer Dosis, die uns mit unserem heutigen Wissen über dieses Hormon geradezu astronomisch hoch erscheint: 240 Milligramm. Wurtmans menschliche „Versuchskaninchen" wurden daraufhin tatsächlich sehr müde und schliefen fest ein. Allerdings waren sie nach dieser Mega-Dosis dann auch am nächsten Tag noch extrem schläfrig und benommen. Wurtman schloß daraus, daß Melatonin als Schlafmittel für Menschen nicht geeignet sei.

Inzwischen ist man einen Schritt weiter, und Dr. Wurtman hat seinen vielleicht voreiligen Schluß revidiert: Bei einer Studie, die er kürzlich am MIT durchführte, gab er seinen Testpersonen nur noch einen Bruchteil der Melatonindosis, die er in den achtziger Jahren verabreicht hatte – zwischen 0,1 und zehn Milligramm. Wie er berichtet, reicht diese geringe Menge völlig aus, um Menschen in Schlaf zu versetzen. Wurtman gab 20 jungen Männern mitten am Tag in einem abgedunkelten Raum entweder Melatonin oder ein Placebo (das heißt, ein wirkstofffreies Scheinmedikament, das einer echten Tablette in Aussehen und Geschmack täuschend ähnlich ist). Dann forderte er sie auf, die Augen zu schließen und ein Nickerchen zu machen. Die Männer, die Melatonin erhalten hatten, wurden daraufhin ziemlich müde, und nach fünf bis acht Minuten waren sie fest eingeschlafen, während die Männer, die das Placebo eingenommen hatten, fünfundzwanzig Minuten brauchten, bis der Schlummer kam. Außerdem schliefen die Versuchspersonen, die das Melatonin geschluckt hatten, doppelt so lange wie die anderen.

Es fanden auch noch zahlreiche andere Studien mit ähnlichen Ergebnissen statt: Bei einer im Jahr 1990 an der Wiener Universität durchgeführten Untersuchung erzeugte man bei zwanzig jungen, gesunden Testpersonen „künstlich" Schlafschwierigkeiten, indem man sie nachts starkem Verkehrslärm aussetzte. Ein Teil der Testpersonen erhielt ein Placebo; die anderen nahmen abends um 21 Uhr eine Kapsel mit 80 Milligramm Melatonin ein. Es zeigte sich, daß Melatonin den Schlaf unter diesen schwierigen Bedingungen offenbar sehr stark verbesserte: Die Versuchspersonen, die mit Melatonin behandelt worden waren, schliefen schneller ein, glitten rascher in einen tieferen Schlaf hinüber und wachten nachts seltener auf als die Placebo-Gruppe. Sie berichteten auch, daß sie das Melatonin gut vertragen hätten, und klagten am nächsten Morgen trotz der ziemlich hohen Dosis nicht über Schläfrigkeit. Im Gegenteil: Sie fühlten sich sehr fit, und die Tests, denen sie am nächsten Tag unterzogen wurden, ergaben, daß sie sich besser konzentrieren konnten als die Testpersonen der Placebo-Gruppe.[6]

Daß Melatonin unseren Schlaf positiv beeinflußt, scheint also zweifelsfrei erwiesen zu sein. Doch bis heute ist den Wissenschaftlern noch nicht hundertprozentig klar, *wie* das Hormon das bewirkt. Man vermutet, daß dabei zwei ganz verschiedene Mechanismen am Werk sind.

Zum einen deuten Untersuchungen darauf hin, daß Melatonin auf bis jetzt noch unbekannte Art und Weise unseren Schlaf-Wach-Rhythmus beeinflußt und daher auch in der Lage ist, unsere „innere Uhr" wieder richtig zu stellen, wenn sie einmal aus dem Takt geraten sein sollte – eine interessante Zukunftsperspektive für Menschen, die häufig unter Jet-lag leiden, zu Schichtarbeit gezwungen sind oder deren Körperrhythmen aus irgendeinem anderen Grund durcheinandergekommen sind.

Außerdem beeinflußt Melatonin unseren Schlaf aber ganz offensichtlich auch direkt: Denn wenn Menschen zum erstenmal in ihrem Leben Melatonin nehmen und davon binnen einer halben Stunde müde werden und fester und tiefer schlafen als sonst, so kann diese sofortige Reaktion nicht auf eine Veränderung ihres Schlaf-Wach-Rhythmus zurückzuführen sein, sondern muß auf einer direkten einschläfernden Wirkung beruhen. Und diese direkte Wirkung wird von Testpersonen auch immer wieder bestätigt: Sie fühlten sich plötzlich wohlig entspannt und ruhig, Pulsfrequenz und Reaktionstempo verlangsamten sich, und ehe sie wußten, wie ihnen geschah, fielen ihnen die Augen zu.

Forscher vermuten, daß uns Melatonin schläfrig macht, indem es die Körpertemperatur senkt. Viele Beweise sprechen für diese These. Man weiß schon lange, daß unsere Körpertemperatur tageszeitlich bedingten Schwankungen unterworfen ist: Tagsüber ist sie höher, abends sinkt sie, und im Laufe der Nacht erreicht sie ihren absoluten Tiefstand. Durch dieses Absinken der Temperatur, so meinen Schlafforscher, kommt das angenehme Gefühl der Ruhe und Entspannung zustande, Stoffwechsel und Gehirnaktivität verlangsamen sich, und die Schlafbereitschaft steigt.

Wie kann man feststellen, ob dieses Sinken der Körpertemperatur tatsächlich auf eine erhöhte Melatoninproduktion in der Nacht zurückzuführen ist? Ganz einfach: Man verabreicht Testpersonen ein Medikament, das die nächtliche Melatoninausschüttung hemmt, und mißt dann nachts ihre Temperatur. Es ist bekannt, daß Betablocker (Medikamente, die bei Herz-Kreislauf-Erkrankungen wie Angina pectoris und Bluthochdruck eingesetzt werden) die Melatoninausschüttung reduzieren oder sogar völlig blockieren können. Tatsächlich wurde bei Testpersonen, die Betablocker eingenommen hatten, nachts eine unnormal erhöhte Körpertemperatur festgestellt.

Man kann die Melatoninproduktion aber auch noch auf andere Weise drosseln – zum Beispiel, indem man Menschen nachts aufweckt und grellem Licht aussetzt; denn die Hormonproduktion der Zirbeldrüse reagiert ja auf Lichtreize. Auch das wurde ausprobiert, und bei den Testpersonen stieg die Körpertemperatur anschließend tatsächlich um 0,2 bis 0,4 Grad Celsius an. In einer anderen Studie wurde Versuchspersonen tagsüber Melatonin eingegeben und anschließend ihre Temperatur gemessen: Sie sank daraufhin, und zwar ebenfalls um 0,2 bis 0,4 Grad Celsius.

Walter Pierpaoli berichtet, daß bei alten Menschen (bei denen die Melatoninproduktion zeitiger am Abend einsetzt und dafür auch zeitiger am Morgen endet) die Körpertemperatur bereits um drei oder vier Uhr morgens ansteigt; bei jungen Menschen steigt sie dagegen erst bei Tagesanbruch. Das ist der Grund, warum ältere Menschen morgens oft zeitiger aufwachen. Es scheint also tatsächlich ein enger Zusammenhang zwischen Melatoninproduktion, Körpertemperatur und Schlafbereitschaft zu bestehen.

Wenn der Biorhythmus durcheinandergeraten ist ...

Viele Ärzte haben Melatonin auch schon eingesetzt, um Menschen mit verschobenem oder unregelmäßigem Schlaf-Wach-Rhythmus zu helfen – zum Teil mit recht großem Erfolg. Schon im Jahr 1988 wurde ein blinder Mann, dessen Schlaf-Wach-Rhythmus so weit nach hinten verschoben war, daß er jede Nacht eine Stunde später einschlief, mit Melatonin behandelt. (Bei blinden Menschen treten solche Störungen des Schlafverhaltens besonders häufig auf, weil ihnen die Hell-Dunkel-Reize fehlen, die der Zirbeldrüse signalisieren, wann es Tag und wann es Nacht ist.) Nachdem der Mann sechs Wochen lang jeden Abend um 17 Uhr fünf Milligramm Melatonin erhalten hatte, wurde sein Schlaf-Wach-Rhythmus viel regelmäßiger.[7]

Forscher in Mailand berichten von ähnlichen Erfolgen mit älteren Patienten, die ebenfalls an einem nach hinten verschobenen Schlaf-Wach-Rhythmus litten und erst gegen drei oder vier Uhr morgens müde wurden. Auch ihr Zustand verbesserte sich, als man ihnen jeden Abend zwischen 17 und 19 Uhr fünf Milligramm Melatonin verabreichte: Sie konnten im Durchschnitt zwei Stunden eher einschlafen als vorher. Doch als sie mit der Melatonineinnahme aufhörten, fielen sie innerhalb einer Woche wieder in ihre vorherigen Schlafgewohnheiten zurück.[8]

Israelische Wissenschaftler vom Institut für Technologie in Haifa testeten acht Patienten im Alter von 17 bis 38 Jahren, die nachts immer erst sehr spät einschliefen und morgens dementsprechend müde waren. Die Patienten erhielten jeden Abend fünf Milligramm Melatonin in Tablettenform. Der Zeitpunkt der Melatonineinnahme war so gewählt, daß die Tablette etwa zwei Stunden vor der gewünschten Einschlafzeit eingenommen werden sollte: Das heißt, die Patienten wollten gegen zehn Uhr einschlafen und schluckten das Hormonpräparat daher zwischen 19 und 20 Uhr. Sobald sich der Schlaf-

Wach-Rhythmus verbessert hatte (und das war bei allen Patienten nach vier bis elf Wochen der Fall – sie konnten im Durchschnitt anderthalb bis zweieinhalb Stunden eher einschlafen und morgens ein bis drei Stunden zeitiger aufwachen), wurde mit der Melatonineinnahme aufgehört, und die Testpersonen wurden dazu angehalten, sich von nun an strikt an ihren neuen Zeitplan zu halten, das heißt, jeden Abend gegen zehn Uhr zu Bett zu gehen und morgens immer um die gleiche Zeit aufzustehen. Nach einem halben Jahr waren nur zwei der Patienten wieder in ihr altes, zeitlich verschobenes Schlafverhalten zurückgefallen und bedurften einer neuerlichen Melatoninbehandlung; bei den anderen hatte sich der Schlaf-Wach-Rhythmus dauerhaft verbessert.[9]

Dr. Robert Sack, Spezialist für Schlafstörungen an der Oregon Health Sciences University in Portland, geht hingegen ganz anders vor: Er wählt eine viel geringere Dosis und auch ein völlig anderes Timing als seine Kollegen. Sack verabreichte fünf blinden Patienten mit sehr unregelmäßigem Schlaf-Wach-Rhythmus drei Wochen lang täglich 0,5 Milligramm Melatonin, und zwar fünf bis sieben Stunden, *bevor* die körpereigene Melatoninproduktion einsetzt, das heißt, schon gegen 15 oder 16 Uhr nachmittags. Auch dieses Verfahren war von Erfolg gekrönt: Die Melatoninausschüttung der Patienten wurde zeitlich „vorverlegt", mit dem Ergebnis, daß sie abends eher einschlafen konnten.[10]

Eigentherapie – ja oder nein?

Die Wissenschaftler, die diese und ähnliche Studien durchführten, sind ziemlich einhellig der Meinung, daß Melatonin durchaus eine vielversprechende Alternative zu herkömmlichen Schlafmitteln sein könnte, zumal es deren unerwünschte Nebenwirkungen nicht zu haben scheint: Untersuchungen im Schlaflabor haben gezeigt, daß

Melatonin die Qualität des Schlafs nicht oder jedenfalls nicht wesentlich beeinflußt. Der Schlaf, in den wir nach Einnahme des Hormons sinken, unterscheidet sich in seinem Ablauf kaum von unseren natürlichen Schlafmustern. Nur die REM-Schlafphasen scheinen ein wenig intensiver zu sein, was aber nicht unbedingt negativ ist, da der Traumschlaf für unsere Psyche ja eine sehr wichtige Rolle spielt. (Etliche Patienten, die sich wegen ihrer Schlafstörungen selbst mit Melatonin therapieren, berichten, daß sie seitdem lebhafter träumen.) Auch die Leistungsfähigkeit und Konzentration am nächsten Tag waren bei den bislang durchgeführten Studien nach Einnahme von Melatonin nicht beeinträchtigt (es sei denn, man verwendete eine extrem hohe Dosis).

Ob das Zirbeldrüsenhormon – ähnlich wie Benzodiazepine – im Laufe der Zeit zur Gewöhnung und eventuell sogar zur Abhängigkeit führen kann, läßt sich noch nicht mit Sicherheit sagen, da noch keine entsprechenden Langzeitstudienergebnisse vorliegen. Die Erfahrungsberichte von Menschen, die wegen Schlafstörungen längere Zeit regelmäßig Melatonin eingenommen haben (oder immer noch einnehmen), sind in dieser Hinsicht recht widersprüchlich: Einige Patienten behaupten, daß sie nicht abhängig von dem Medikament wurden und ihre Dosis auch nie steigern mußten; Melatonin habe nach monate- oder gar jahrelanger Einnahme immer noch die gleiche beruhigende, schlaffördernde Wirkung auf sie. Manche konnten Melatonin nach einiger Zeit sogar absetzen, weil ihre Schlafstörungen sich dauerhaft gebessert hatten. Andere Patienten berichten aber, daß sie die Dosis nach einer gewissen Zeit doch erhöhen mußten, weil die Wirkung nachließ; und bei ein paar Patienten wurden die Schlafstörungen schlimmer als zuvor, nachdem sie Melatonin abgesetzt hatten – ein Hinweis darauf, daß es in manchen Fällen offenbar doch zu Entzugserscheinungen kommen kann.[11]

Manche Ärzte halten die Kombination von Benzodiazepinen mit Melatonin für eine vielversprechende Zukunftsperspektive. Denn

dadurch – so meinen sie – könnte man die Dosis der Benzodiazepine (und damit natürlich auch deren unerwünschte Nebenwirkungen) geringer halten. Gleichzeitig hofft man, daß Melatonin diese
Nebenwirkungen vielleicht sogar teilweise aufheben kann. Man hat
nämlich festgestellt, daß Benzodiazepine unsere nächtliche Melatoninausschüttung hemmen: Das heißt, jene Medikamente, die unseren Schlaf fördern, verhindern paradoxerweise gleichzeitig die Produktion des Schlafhormons! Viele Probleme, die mit der Einnahme
von Benzodiazepinen verbunden sind, könnten auf diese melatoninhemmende Eigenschaft zurückzuführen sein. Also ist es zumindest
möglich, daß diese Probleme sich lösen lassen, indem man das feh-
lende Melatonin von außen wieder zuführt. Hierzu liegen allerdings
noch nicht genügend Untersuchungen vor – die Melatoninforschung
ist schließlich erst ein paar Jahrzehnte jung, und es gibt vieles, was
man noch nicht weiß.

Gerade deshalb warnen viele Mediziner vor voreiligem Enthusi-
asmus und vor allem davor, daß Patienten, die unter Schlafstörungen leiden, sich das Medikament beschaffen und sich auf eigene
Faust damit zu therapieren versuchen. Sie weisen darauf hin, daß
bis jetzt einfach noch nicht genügend gesicherte Erkenntnisse über
die Wirkung von Melatonin als Schlafmittel (und vor allem über die
Langzeitwirkungen) vorliegen. Die bisherigen Studien haben zwar
etliche positive Ergebnisse erbracht, aber mindestens ebenso viele
Fragen aufgeworfen, auf die es bislang noch keine Antwort gibt. So
weiß man zum Beispiel nicht, bei *welchen* Schlafstörungen Melatonin helfen kann und bei welchen nicht. Die besten Wirkungen ver-
spricht man sich bei Menschen mit unregelmäßigem Schlaf-Wach-
Rhythmus (das heißt, wenn die „innere Uhr" entweder vor- oder
nachgeht) und bei älteren Leuten, die nachweislich zuwenig Melatonin produzieren. Dr. Russel Reiter berichtet auch von Erfolgen bei
Patienten, die unter chronischem Müdigkeitssyndrom oder Fibro-
myalgie leiden (chronischen Schmerzen in Muskeln, Knochen und

Bindegewebe, ausgelöst möglicherweise durch psychische Veränderungen infolge eines gestörten Non-REM-Schlafs). Aber hilft das Hormon auch Patienten, deren Schlafstörungen nicht auf Melatoninmangel, sondern auf andere Ursachen zurückgehen? Das weiß bis jetzt nur unsere Zirbeldrüse allein, und es wird sicher noch einige Zeit dauern, bis wir ihr all ihre Geheimnisse entrissen haben.

Deshalb ist es nicht unbedingt die ideale Lösung, zur Melatonintablette zu greifen, wenn man nicht schlafen kann. Schlafprobleme können die verschiedensten Ursachen haben – von Bewegungsmangel und Streß über zu hohen Konsum von Kaffee oder anderen Stimulanzien bis hin zu schwerwiegenden psychischen Erkrankungen wie beispielsweise Depressionen. Oft sind auch einfach nur falsche Schlafgewohnheiten daran schuld, die sich leicht ohne Hilfe von Medikamenten ausschalten lassen, wenn man sich erst einmal darüber klargeworden ist. Wer versucht, sein Problem möglichst schnell und auf eigene Faust zu lösen, indem er Melatoninpräparate einnimmt, statt mit ärztlicher Hilfe den Ursachen seiner Schlafstörungen auf den Grund zu gehen, hat keine Gewähr, daß das Medikament ihm auch wirklich hilft und daß er seine Situation damit nicht am Ende gar noch verschlimmert. Die Wechselwirkungen von Melatonin mit bestimmten Erkrankungen wie etwa Depressionen sind nämlich noch kaum erforscht. Als erster Schritt – so schlagen jene Melatoninforscher vor, die das Präparat nicht unkritisch hochjubeln, sondern sich über mögliche Probleme und Risiken im klaren sind – müßte man also versuchen, die individuellen Ursachen der Schlafstörungen eines Patienten herauszufinden. Als nächstes müßte anhand des 6-SMT-Gehalts im nächtlichen Urin festgestellt werden, ob der Patient zuwenig Melatonin produziert. Erst dann sollte man entscheiden, ob eine Melatoninbehandlung angezeigt ist oder nicht. Da die Melatoninforschung erst in den Anfangsschuhen steckt, werden bis jetzt jedoch wohl nur wenige Mediziner in der Lage sein, die nötigen Untersuchungen durchzuführen.

Also doch lieber Eigentherapie, wenn die Verzweiflung groß ist und kein anderes Schlafmittel mehr hilft?

Wer sich zur Selbstmedikation entschließt (obwohl das Hormon noch in keinem Land der Welt als Arzneimittel zugelassen ist), steht allerdings auch noch einem anderen Problem gegenüber, das selbst Ärzte und Wissenschaftler, die sich seit vielen Jahren mit Melatonin beschäftigen, bis jetzt nicht lösen konnten: Das ist die Frage der Dosierung.

Versuch und Irrtum:
Wie findet man die richtige Dosis?

Die Dosierungsempfehlungen von Ärzten und Pharmafirmen, die Melatonin herstellen, variieren sehr stark und sind außerdem oft sehr vage; das gleiche gilt für die Angaben bezüglich der Einnahmezeit. „Nehmen Sie es ungefähr eine halbe Stunde vor dem Schlafengehen. Manche Menschen brauchen nur eine Vierteltablette, bei anderen können zehn Tabletten erforderlich sein", heißt es ziemlich lapidar in einem Info-Schreiben der kalifornischen Firma „Wholesale Nutrition". „Achten Sie darauf, daß es in Ihrem Schlafzimmer ruhig ist und alle Lichter ausgeschaltet sind." (Die Tabletten von „Wholesale Nutrition" enthalten – wie die der meisten Hersteller – jeweils drei Milligramm Melatonin; im Extremfall kommt man also, wenn man sich nach diesen Angaben richtet, auf eine ziemlich hohe Dosis von 30 Milligramm.)

Auch Russel Reiter und Walter Pierpaoli, die Vorreiter der Melatoninforschung, können ihren Lesern und Patienten bis jetzt noch nichts Besseres empfehlen, als nach dem Versuch-und-Irrtum-Prinzip so lange mit sich selbst zu experimentieren, bis sie die richtige Dosis gefunden haben. Die Wirkung von Melatonin sei individuell sehr verschieden, sagt Pierpaoli. Deshalb empfiehlt er Patienten, die nachts öfters wach werden oder morgens zu früh aufwachen, mit einer Dosis von einem Milligramm vor dem Schlafengehen zu beginnen und diese Dosis dann im Laufe der nächsten Tage allmählich bis auf fünf Milligramm zu steigern, falls sie nicht die gewünschte Wirkung haben sollte. Menschen, die nicht einschlafen können, sollen ebenfalls zunächst ein Milligramm Melatonin einnehmen. Wenn ihnen das nicht hilft, können sie alle zwanzig Minuten ein weiteres Milligramm nehmen; allerdings sollten auch sie eine maximale Dosis von fünf Milligramm pro Abend nicht überschreiten. Wichtig ist, daß man seine Hormontablette jeden Abend ungefähr um die gleiche Zeit schluckt: Nur dann hat sie die optimale Wirkung auf unsere „innere Uhr".

In den meisten Fällen, sagt Pierpaoli, lassen sich Schlafstörungen beheben, wenn man über einen gewissen Zeitraum hinweg regelmäßig Melatonin einnimmt. Allerdings empfiehlt er, das Melatoninpräparat selbst dann, wenn man wieder gut schlafen kann, noch zwei weitere Wochen lang zu nehmen, um ganz sicherzugehen, daß man wieder in sein natürliches Schlafmuster zurückgefunden hat.[12]

Auch Russel Reiter gibt zu, daß es keine einfache Antwort auf die Frage gibt: „Wieviel Melatonin soll ich nehmen?" Er öffnet die Schere der möglicherweise empfehlenswerten Melatonindosen allerdings noch wesentlich weiter als Pierpaoli: Das Spektrum der derzeit von Ärzten empfohlenen Dosen reiche von 0,1 Milligramm bis 10 Milligramm, schreibt er in seinem Buch „Melatonin – your body's natural wonder drug". Zwar sei erwiesen, daß die Wirkung auf Körpertemperatur und Schlafbereitschaft proportional zur Dosis ansteigt; doch wer mehr als 10 Milligramm nimmt, der laufe Gefahr, sich auch am nächsten Tag noch sehr schläfrig zu fühlen, weil der Körper das Melatonin noch nicht völlig abgebaut hat. Reiters Meinung nach soll man mit einer Dosis von einem bis zwei Milligramm beginnen und sie dann je nach Bedarf steigern oder senken. (Auch er empfiehlt, das Hormon jeden Abend um die gleiche

Zeit einzunehmen.)[13] Wenn man sich am nächsten Morgen „groggy" und unausgeschlafen fühlt – darin sind sich die meisten Melatonin-experten einig –, so ist das ein Zeichen, daß die Dosis zu hoch war, und man sollte sie senken.

Wie Russel Reiter berichtet, hängt die Wirkung des Zirbeldrüsenhormons von vielen verschiedenen Faktoren ab, zum Beispiel von der Art des Melatoninpräparats und davon, ob man vorher etwas gegessen hat oder nicht. Einer der Vertreiber von Melatonin – die „Life Extension Foundation" – rät, um die Wirkung zu verbessern, das Medikament auf möglichst leeren Magen einzunehmen.

Die meisten Melatonin-Spezialisten empfehlen Menschen mit Schlafschwierigkeiten, das Medikament auf jeden Fall über einen längeren Zeitraum hinweg anzuwenden. Die Wirkungen einer kurzzeitigen Einnahme sind längst nicht so durchschlagend und auch nicht in allen Fällen einwandfrei erwiesen.

Dr. Ray Sahelian, ein kalifornischer Arzt, der Patienten mit Schlafstörungen schon seit vielen Jahren Melatonin verschreibt, schlägt vor, das Mittel nicht von einem Tag auf den anderen abzusetzen, um die Gefahr einer sogenannten „Nachhol-Insomnia" zu vermeiden (das heißt, damit die Schlafstörungen nicht wieder schlimmer werden, sobald man aufhört, das Präparat zu nehmen): Wenn man vorher jeden Abend drei Milligramm Melatonin eingenommen hat, sollte man anschließend ein paar Nächte lang zwei Milligramm nehmen, dann ein Milligramm, und erst danach ganz mit der Melatonineinnahme aufhören.

Am unterschiedlichsten sind die Forschungsergebnisse, wie wir gesehen haben, bei den Untersuchungen mit Patienten, die an einem verschobenen oder unregelmäßigen Schlaf-Wach-Rhythmus leiden: Einige Mediziner hatten hier mit einer relativ hohen Melatonindosis (fünf Milligramm), zwischen 17 und 20 Uhr abends verabreicht, Erfolg; andere Forscher wie beispielsweise Dr. Robert Sack und sein Kollege Dr. Alfred Lewy von der Oregon Health Sciences University hingegen geben bei solchen Schlafstörungen nur ganz geringe Dosen (0,5 Milligramm), und zwar zu sehr unterschiedlichen Zeiten, je nachdem, ob der Patient abends zu zeitig oder zu spät einschläft: „Wenn man es am Nachmittag gegen drei Uhr nimmt", sagt Sack, „stellt es die innere Uhr vor; dann ist es so, als gehe die Sonne zeitiger unter" – mit dem Erfolg, daß man dann abends eher einschlafen kann. Nimmt man dagegen um acht Uhr morgens 0,5 Milligramm Melatonin, so stellt man seine innere Uhr nach: Sie „glaubt" dann, es sei noch Nacht, und man bleibt abends länger wach. (Letztere Therapie würde sich also für Menschen mit einem nach vorn verschobenen Schlaf-Wach-Rhythmus empfehlen, die abends sehr zeitig müde werden und schon in den frühen Morgenstunden aufwachen.)[14]

Auch Melatoninforscher Drew Dawson und Nicola Encel vom Queen Elizabeth Hospital in Adelaide (Australien) äußern in ihrem sehr ausführlichen Forschungsbericht „Melatonin and sleep in humans" die Vermutung, daß Melatonin, in sehr kleinen Dosen spätnachmittags oder am zeitigen Abend verabreicht, einen nach hinten verschobenen Schlaf-Wach-Rhythmus korrigieren kann: Das heißt, die Einschlaf- und Aufwachzeit der Patienten wird dadurch „vorverlegt". Solche geringen Dosen, so heißt es in dem Artikel, hat der Körper zum Zeitpunkt des Einschlafens längst wieder abgebaut – sie wirken also wohl nicht *direkt,* sondern eher indirekt über eine Veränderung unseres Schlaf-Wach-Rhythmus. Höhere Dosen, am Abend kurz vor dem Einschlafen eingenommen, haben dagegen eine direkte schlaffördernde Wirkung. Solche Dosen wären also demnach eher für Menschen mit Schlafstörungen geeignet, die nichts mit einem unnormalen Schlaf-Wach-Rhythmus zu tun haben.

Dawson und Encel empfehlen auch, Patienten, die an Schlaf-Wach-Rhythmusstörungen leiden, mit einer Kombination aus Melatonin und Lichttherapie zu behandeln. Die Lichttherapie wird schon seit längerer Zeit mit gutem Erfolg angewandt, um eine durcheinandergeratene innere Uhr wieder richtig zu stellen: „Nachteulen", bei denen der Schlaf-Wach-Rhythmus stark nach hinten verschoben ist, hilft es, wenn sie sich morgens gleich nach dem Aufwachen hellem Licht aussetzen. (Das kann auch ein halbstündiger Spaziergang in der Morgensonne sein.) Dadurch wird ihr Schlaf-Wach-Zyklus verkürzt, und sie liegen abends nicht mehr so lange wach. Für „Lerchen" dagegen ist intensives Licht am Abend empfehlenswert. Damit gaukeln sie sich vor, es sei noch Tag; ihr Schlaf-Wach-Zyklus verlängert sich, und sie werden abends nicht mehr so schnell müde. Warum das so ist, weiß man noch nicht genau, aber Schlafforscher vermuten, daß Störungen des Schlaf-Wach-Rhythmus auf eine abnormale Melatoninausschüttung zurückzuführen sind und daß die Lichttherapie irgendwie unseren „Schlafhormon-Haushalt" normalisiert. Auf der Basis dieser Theorie schlagen Dawson und Encel vor, die Lichttherapie durch Melatoningaben zu ergänzen: So sollten beispielsweise Patienten mit nach vorn verschobenem Schlaf-Wach-Rhythmus abends mit hellem Licht behandelt werden und dann kurz vor dem Einschlafen noch Melatonin einnehmen; das könnte den angestrebten Schlaf-Wach-Rhythmus eventuell zusätzlich stabilisieren und zu besseren, dauerhafteren Erfolgen führen.

Trotz der widersprüchlichen Einnahme- und Dosierungsanleitungen der Forscher deuten Untersuchungen darauf hin, daß es keineswegs gleichgültig ist, in welcher Menge und zu welchem Zeitpunkt man das Zirbeldrüsenhormon schluckt. Und das ist ja eigentlich auch logisch: Wenn bei einem Hormon, das der eigene Körper nur in verschwindend geringen Mengen und nach einem genauen Zeitplan produziert, die Dosierungsempfehlungen so vage sind, daß sie zwischen 0,1 Milligramm und 30 Milligramm – morgens, nachmittags oder abends eingenommen – variieren, so drängt sich schon der Verdacht auf, daß hier etwas nicht stimmen kann.

Dr. Alfred Lewy, der sich seit Jahren mit der „inneren Uhr" des Menschen und den damit zusammenhängenden Schlafstörungen beschäftigt, warnt, daß eine falsche Dosis zum falschen Zeitpunkt unter Umständen katastrophale Folgen haben kann: Man kann dadurch die Zeiger seiner inneren Uhr verstellen und jet-lag-ähnliche Effekte produzieren. Die meisten Melatoninforscher und Pharmafirmen, die das Hormonpräparat vertreiben, empfehlen aus Sicherheitsgründen, Melatonin nur abends einzunehmen, also zu jenem Zeitpunkt, zu dem unser Körper mit seiner natürlichen Melatoninausschüttung beginnt. Wer das Hormon tagsüber einnimmt, läuft Gefahr, so schläfrig zu werden, daß Konzentration, Reaktionsschnelligkeit und Leistungsfähigkeit beeinträchtigt sind – was bei Menschen, die verantwortungsvolle Berufe ausüben, Maschinen bedienen oder Auto fahren müssen, verhängnisvolle Folgen haben kann. Deshalb sollte man das nur auf ausdrückliche ärztliche Anweisung und im Rahmen einer mit dem Arzt abgesprochenen Therapie tun.

Die vielen offenen Fragen und die von Mensch zu Mensch unterschiedlichen Reaktionen auf Melatonin, die den Forschern eine so harte Nuß zu knacken geben, spiegeln sich auch in den persönlichen Erfahrungsberichten von Leuten wider, die das Hormon einnehmen. Der kalifornische Arzt Dr. Ray Sahelian sammelt solche Berichte und hat in seinem Buch „Melatonin – nature's sleeping pill" einige davon abgedruckt. Viele Stimmen sind positiv und berichten von einem wesentlich besseren, tieferen und erholsameren Schlaf: Die Patienten schlafen abends schneller ein, wachen nachts seltener auf und fühlen sich morgens ausgeruht, leistungsfähig und voller Energie und Tatendrang. Manche Patienten, die jahrelang unter schwerer Schlaflosigkeit litten, ehe sie Melatonin entdeckten, bezeichnen das Zirbeldrüsenhormon als „Wundermittel": Ihre Schlafprobleme, so berichten sie, seien seitdem völlig verschwunden, und sie fühlten sich wie neugeboren.

Andererseits gibt es aber auch Berichte von Menschen, denen das Hormon überhaupt nicht half oder die, nachdem sie es eingenommen hatten, sogar die ganze Nacht hellwach waren und nicht einschlafen konnten. Russel Reiter führt das auf das Vitamin B_6 zurück, das in einigen Melatoninpräparaten enthalten ist und offenbar auf manche Menschen wie ein Muntermacher wirkt. In diesem Fall, so rät er, solle man auf ein anderes Melatoninpräparat umsteigen, das kein Vitamin B_6 enthält.

Einige Patienten klagen darüber, daß sie sich am nächsten Morgen – selbst nach einer sehr geringen Melatonindosis – müde und unausgeschlafen fühlen. Ein Problem scheinen auch die lebhaften Träume zu sein, die das Hormon (wahrscheinlich durch eine Intensivierung der REM-Schlafphase) hervorruft: Die meisten Menschen empfinden dieses Phänomen als angenehm und genießen den allnächtlichen spannenden Roman, der sich da vor ihren Augen abspielt; manche berichten aber auch, nach Melatonin so grauenvolle Alpträume bekommen zu haben, daß sie das Präparat sofort wieder absetzten. Dr. Sahelian weist darauf hin, daß wir in unserer Kindheit, in der die Zirbeldrüse am meisten Melatonin ausschüttet, ja auch besonders lebhaft träumen und häufiger Alpträume haben als im Erwachsenenalter; er vermutet hier einen Zusammenhang.

Vereinzelt kam es auch vor, daß Menschen nach der Einnahme von Melatonin nachts oder am nächsten Morgen mit einer Depression oder einer Panikattacke aufwachten: „Jedermanns Sache" scheint das Hormonpräparat also wohl tatsächlich nicht zu sein, auch wenn die positiven Berichte bei weitem überwiegen. Um das Zirbeldrüsenhormon richtig einsetzen zu können – in der wirkungsvollsten Dosis, zum optimalen Zeitpunkt, mit den wenigsten Nebenwirkungen –, bedarf es also noch einiger Forschungsarbeit. Das ist die Aufgabe der Arzneimittelentwicklung: Große pharmazeutische Firmen machen so in weltweiten klinischen Prüfungen aus Einzelfallberichten eine statistisch abgesicherte Aussage zu Wirksamkeit und Sicherheit, zu Dosisempfehlung und Zeitpunkt der Einnahme. Erst wenn diese Daten vorliegen, kann eine Zulassung als Arzneimittel beantragt und ausgesprochen werden.

Jet-lag – in Zukunft kein Problem mehr?

Sicher haben die meisten Menschen es schon einmal erlebt: Nach einem Flug über mehrere Zeitzonen hinweg – etwa in die USA oder nach Asien – fühlt man sich, als stehe man „neben den Schuhen": Man ist tagsüber müde und wacht dafür mitten in der Nacht mit dem Gefühl auf, daß es jetzt eigentlich schon Tag sein müßte. Man bekommt zu völlig falschen Zeiten Hunger: Mittags im Restaurant bringt man keinen Bissen herunter, dafür weckt einen unter Umständen nachts ein heftig knurrender Magen. Man ist unkonzentriert, gereizt, hat Kopfschmerzen, fühlt sich „groggy" und nicht besonders leistungsfähig.

Der Grund: Unsere innere Uhr, unser Schlaf-Wach-Rhythmus, gerät bei solchen Reisen völlig durcheinander. Der Körper schüttet sein Melatonin zur falschen Zeit aus – denn unsere Zirbeldrüse weiß nichts von Langstreckenflügen und Zeitverschiebung. Sie ist auf den Tag-Nacht-Rhythmus eingespielt, den sie gewöhnt ist. „Time-lag" nennt man dieses Phänomen, oder „Jet-lag" – nach den Düsenflugzeugen, die uns all diese Probleme beschert haben. Oft dauert es mehrere Tage, bis wir uns an die neue Zeit gewöhnt haben.

Wenn man im Ankunftsland lediglich seinen Urlaub verbringen möchte, ist das Ganze zwar lästig, aber nicht weiter schlimm. Schwieriger wird es schon für Geschäftsreisende, auf die am Ankunftsort Termine und Besprechungen warten, die geistig und körperlich fit sein müssen und denen oft gar keine Zeit bleibt, sich auszuruhen und den versäumten Schlaf nachzuholen. Und kaum haben sie die Zeitverschiebung verkraftet, wartet schon das nächste Flugzeug auf sie, und sie müssen zurück nach Hause, wo sie wieder das gleiche Problem erwartet. Menschen, die häufig solchen Zeitverschiebungen ausgesetzt sind, leiden oft unter geschwächter Immunabwehr, zu hohem Blutdruck und Herz-Kreislauf-Problemen: Unsere innere Uhr läßt sich nicht so ohne weiteres alle paar Tage umstellen. Besonders problematisch kann das Phänomen des Time-lag bei Piloten werden: Man vermutet, daß viele Fehler, die bei Flügen passieren, auf die Folgen solcher Zeitverschiebungen zurückzuführen sind.

Deshalb kamen Wissenschaftler schon vor einiger Zeit auf die Idee, Leuten, die häufig weit fliegen müssen, die Umstellung ihres Schlaf-Wach-Rhythmus durch Melatonin zu erleichtern. Tests ergaben, daß Menschen, die das Hormon einnahmen, tatsächlich weniger unter den Folgen des Jet-lag zu leiden hatten als andere und sich viel schneller auf die neue Zeit einstellen konnten. Sie konnten nachts besser schlafen und fühlten sich tagsüber „wacher" und leistungsfähiger als die Testpersonen der Kontrollgruppe, denen man nur ein Placebo gegeben hatte.

Inzwischen stecken unzählige Menschen ein Döschen mit Melatonintabletten ins Handgepäck, wenn sie eine längere Flugreise vor sich haben. Aber über die Frage, ob das richtig ist, sind die Forscher sich ebenso uneinig wie über das Problem, ob Menschen mit Schlafstörungen sich selbst mit Melatonin therapieren sollten und wann und in welchen Dosen das Medikament eigentlich eingenommen werden muß.

Neueste Untersuchungsergebnisse deuten darauf hin, daß es besser ist, das Hormon erst am Zielort zu nehmen und nicht schon an den Abenden davor: 52 Mitglieder der Crew einer Fluggesellschaft wurden in drei Gruppen eingeteilt. Die erste Gruppe schluckte an den drei Abenden vor dem Abflug jeweils fünf Milligramm Melatonin; nach der Ankunft wurde das Präparat noch fünf weitere Tage lang abends (nach der neuen Ortszeit) eingenommen. Die zweite Gruppe erhielt an den drei Abenden vor der Abreise ein Placebo und erst an den fünf Abenden danach das „richtige" Melatonin. Die dritte Gruppe bekam an allen Abenden ein Placebo. Das Ergebnis: Diejenigen Mitglieder der Crew, die erst im Ankunftsland Melatonin eingenommen hatten, verkrafteten die Folgen des Jet-lag am besten, und selbst die Placebo-Gruppe kam bei der Untersuchung noch besser weg als diejenigen, die an den Abenden vor *und* nach der Abreise mit Melatonin behandelt worden waren.[15]

Deshalb wird inzwischen von den meisten Wissenschaftlern empfohlen, erst am Zielort mit der Einnahme des Hormonpräparats zu beginnen. Walter Pierpaoli rät, vor dem Schlafengehen drei bis fünf Milligramm Melatonin zu nehmen. Wenn man mitten in der Nacht aufwache und nicht wieder einschlafen könne – wie es als Folge des Time-lag ja häufig vorkommt –, dürfe man ruhig weitere drei bis fünf Milligramm schlucken. Man solle so lange mit der Melatonineinnahme fortfahren, bis der Körper sich an die neue Zeit gewöhnt habe (in der Regel etwa vier Tage). Sobald man wieder zu Hause ist, verfährt man genauso: jeden Abend drei bis fünf Milligramm, so lange, bis man keine Jet-lag-Symptome mehr spürt.[16]

Dr. Ray Sahelian meint dagegen, daß die Melatonindosis, die man einnehmen muß, von der Anzahl der Zeitzonen abhängt, die man überquert hat: Wenn man aufgrund der Zeitverschiebung drei Stunden zeitiger ins Bett gehen muß als sonst, so sagt er, genügen unter Umständen drei Milligramm, während man bei einer sechsstündigen Zeitverschiebung eventuell schon mehr braucht. Genaue Dosierungsempfehlungen kann er jedoch nicht geben – die richtige Dosis sei individuell verschieden. Als Faustregel empfiehlt er: ein Milligramm Melatonin für jede Stunde Zeitverschiebung. Einnehmen solle man das Präparat ein bis drei Stunden vor dem Schlafengehen. Eine größere Dosis könne man sich auch aufteilen, das heißt also beispielsweise zwei Stunden vor dem Zubettgehen eine DreiMilligramm-Tablette nehmen und eine Stunde vor der gewünschten Einschlafzeit dann die zweite Pille schlucken.[17]

Doch wie in allen Fragen der Melatoninforschung gibt es auch hier energische Gegenstimmen. Wieder ist es Dr. Alfred Lewy von der Oregon Health Sciences University, der zur Vorsicht mahnt: Zwar könne Melatonin bei der Zeitumstellung helfen, doch sei es

auf keinen Fall zu empfehlen, daß Menschen das Präparat ohne
ärztliche Aufsicht einnehmen. Hundertprozentig exaktes Timing sei
bei der Melatonineinnahme nämlich von entscheidender Wichtig-
keit; und gerade das sei ohne Beratung eines Arztes nicht immer gewährleistet. Im Widerspruch zu den Ergebnissen anderer Studien
zum Thema Jet-lag meint Lewy, daß man auch hier – ähnlich wie
bei einem gestörten Schlaf-Wach-Rhythmus – nur eine ganz geringe
Dosis brauche, die man zu unterschiedlichen Tageszeiten einnehmen müsse, je nachdem, was man damit erreichen möchte. Wenn
man zum Beispiel von der Pazifikküste zur Ostküste der USA
fliege, so müsse man das Präparat am Tag vor der Abreise und auch
am Reisetag jeweils um 14 Uhr nachmittags einnehmen; am ersten
Tag am neuen Zielort nimmt man sein Melatonin dagegen erst um
17 Uhr Ortszeit. So gibt es für jede Reiserichtung und jede Anzahl
von Zeitzonen, die man überquert, einen genauen, detaillierten Me-
latonineinnahmeplan.

Wenn man das Hormonpräparat nicht haargenau zur richtigen
Zeit einnehme, so warnt Lewy, gerate die innere Uhr noch mehr
durcheinander; dann bestehe die Gefahr, daß man die Jet-lag-Symptome verschlimmert, statt sie zu verbessern. Deshalb rät er Menschen, die häufig fliegen, ihre innere Uhr nicht mit Melatonin, sondern lieber mit Hilfe von Tageslicht umzustellen. Bei dieser Art
von Therapie sei das Risiko wesentlich geringer, und sie wirke
ebenso gut.

Hierbei muß man allerdings schon ein wenig Rechenarbeit leisten, denn je nachdem, ob man nach Osten oder nach Westen reist
und wie viele Zeitzonen man zurücklegt, muß man sich jeweils zu
einer ganz bestimmten Uhrzeit dem Tageslicht aussetzen, um die
Zirbeldrüse zur „richtigen" Melatoninproduktion anzuregen. (Dazu
muß nicht unbedingt die Sonne scheinen – selbst an einem bewölk-
ten Tag ist das Licht immer noch intensiv genug.) So soll man beispielsweise, wenn man drei Zeitzonen in Richtung Westen gereist

ist, morgens das Tageslicht meiden und sich erst drei Stunden vor Sonnenuntergang dem Licht aussetzen; bei vier Zeitzonen vier Stunden vor Sonnenuntergang, und so weiter. Bei Reisen in den Osten ist es genau umgekehrt: Man geht am Abend nach der Ankunft dem Tageslicht aus dem Weg und sucht es dafür morgens. Bei zwei bis sechs Zeitzonen geht man schon bei Sonnenaufgang ins Freie (an diesem Tag heißt es also unter Umständen zeitig aufstehen!), bei sieben Zeitzonen eine Stunde nach Sonnenaufgang, bei acht Zeitzonen zwei Stunden und so weiter.[18]

Das bedeutet natürlich, daß man seine Tabelle unterwegs immer dabeihaben und außerdem genau wissen muß, wann am Zielort die Sonne auf- beziehungsweise untergeht. Außerdem können Geschäftsreisende ihre beruflichen Termine und Verpflichtungen sicherlich nicht immer mit diesem komplizierten Zeitplan in Einklang bringen. Russel Reiter rät deshalb zu Melatonineinnahme statt Lichttherapie, weil, wie er sagt, diese Methode wesentlich einfacher ist.

Was sollen „Vielflieger" also tun – sich für Tageslicht und komplizierte Rechenaufgaben entscheiden oder doch lieber für das Zirbeldrüsenhormon?

Dr. Lutz Bergau vom Medizinischen Dienst der Deutschen Lufthansa hält von keiner der beiden Methoden etwas. Die Lufthansa hat vor einigen Jahren mit Testpersonen Untersuchungen durchgeführt, bei denen sie eine unterschiedliche Anzahl von Zeitzonen überflogen und Melatonin einnahmen, um die Folgen des Jet-lags leichter zu überwinden. Das Resultat: Wenn man mehrere Zeitzonen überquert (ab etwa sechs Stunden Zeitverschiebung aufwärts), kann das Zirbeldrüsenhormon tatsächlich bis zu einem gewissen Grad helfen, die Zeitumstellung leichter zu überwinden; bei einer geringeren Zeitverschiebung nützt es dagegen nicht sehr viel. Trotzdem würde Dr. Bergau niemandem empfehlen, Melatonin gegen Jet-lag zu schlucken: Denn bis jetzt wisse man eben noch nichts über die richtige Dosierung, den Zeitpunkt der Einnahme und auch nicht über die Langzeitnebenwirkungen. Auch einen ausgeklügelten Lichttherapie-Zeitplan, wie Dr. Lewy ihn vorschlägt, hält Bergau für überflüssig; generell ist es aber seiner Ansicht nach durchaus sinnvoll, sich am Ankunftsort (egal, um welche Uhrzeit) möglichst dem Tageslicht auszusetzen, um seiner Zirbeldrüse die Umstellung zu erleichtern. Der größte Fehler sei es, sich, wenn man frühmorgens in den USA ankommt und todmüde ist (weil es bei uns zu Hause ja Nacht ist), ins abgedunkelte Hotelzimmer zu legen und zu schlafen. Denn dann werde unser Körper nach dem alten Zeitschema, an das er gewöhnt ist, Melatonin produzieren, statt seine Hormonausschüttung an die neuen Zeitverhältnisse anzupassen. Im Grunde bleibt einem, solange Melatonin als mögliches Mittel gegen Jet-lag noch nicht besser erforscht ist, also nichts anderes übrig, als sich an die alte Faustregel zu halten: Man sollte sich möglichst sofort an die neuen Zeitverhältnisse anzupassen versuchen, also tagsüber (natürlich nach der neuen Zeit) wach und aktiv sein und nachts zu Bett gehen.[19]

Wenn man den Tag zur Nacht machen muß ...

Ähnliche Probleme wie bei häufigen Flugreisen über mehrere Zeitzonen ergeben sich für Menschen, die Schichtarbeit leisten müssen. Vor allem bei häufigem Schichtwechsel ist man gewissermaßen einer Art „chronischem Jet-lag" ausgesetzt: Immer wenn man sich gerade an den neuen Zeitplan gewöhnt hat, ist man gezwungen, seine innere Uhr wieder umzustellen. Die gesundheitlichen Probleme, die sich daraus ergeben, sind ähnlich wie bei Menschen, die aus beruflichen Gründen häufig in ferne Länder reisen müssen, und reichen von chronischen Schlafstörungen, Verdauungsproblemen, geschwächter Immunabwehr (man bekommt häufiger Erkältungen) und Herz-Kreislauf-Erkrankungen bis hin zu Antriebsschwäche und

Depressionen. Auch hier kann Lichttherapie helfen. Oft bringt es aber auch schon eine gewisse Erleichterung, wenn man ein paar einfache Regeln beachtet: So sollte man bei Nachtschichten in einem möglichst hell erleuchteten Raum arbeiten, um seiner Zirbeldrüse wenigstens annähernd so etwas wie Tageslicht vorzugaukeln. (Leider kann man das als Arbeitnehmer nicht immer selbst bestimmen.) Außerdem sollte man tagsüber, wenn man zu schlafen versucht, auf gar keinen Fall hellem Licht ausgesetzt sein, sondern in einem völlig abgedunkelten Raum schlafen oder eine Schlafbrille tragen. Bei Nachtschichtarbeitern paßt sich die Zirbeldrüse nämlich, wie Untersuchungen gezeigt haben, an den veränderten Lebensrhythmus an und produziert tagsüber Melatonin. Darin sollte man sie nach Kräften unterstützen.

Und nicht nur das: Auch bei der Heimfahrt von der Nachtschicht nach Hause, so rät Melatonin-Experte Dr. Steven J. Bock in seinem Buch „Wunderhormon Melatonin", soll man sich möglichst nicht dem Sonnenlicht aussetzen, weil die Zirbeldrüse sonst „denkt", es ist Tag (womit sie ja auch recht hat), und deshalb kein Melatonin produzieren wird, wenn man sich anschließend zu Hause schlafen legt. Dieser Rat läßt sich allerdings wohl nicht immer ganz einfach in die Praxis umsetzen, denn wenn man mit dem Auto heimfährt, setzt man sich automatisch dem Tageslicht aus, das durch die Fenster hereinfällt; und wenn man in der Straßenbahn oder im Bus am hellichten Morgen eine Schlafbrille aufsetzt, wird man so manchen irritierten Blick auf sich ziehen. (Aber das ist es vielleicht wert.)

Abends nach dem Aufwachen, so rät Dr. Bock, soll man sich möglichst sofort dem Tageslicht aussetzen – also beispielsweise einen Spaziergang machen –, um seine Zirbeldrüse in dem Glauben zu wiegen, jetzt beginne der Tag: Dann fängt sie an, Melatonin auszuschütten, und man ist fit für die nächste Nachtschicht. Es sei sehr wichtig, zwischen abendlichem Aufwachen und nächtlichem Arbeitsbeginn unbedingt noch etwas Tageslicht zu „tanken"; notfalls solle man lieber den Wecker ein bißchen zeitiger stellen, um noch vor Sonnenuntergang aufzuwachen. Außerdem sollte man der Versuchung widerstehen, an seinen freien Tagen auf einen „normalen" Tag-Nacht-Rhythmus umzuschalten, sondern lieber auch dann tagsüber schlafen und nachts wach bleiben wie in der Arbeitswoche, damit die Zirbeldrüse nicht noch mehr durcheinandergerät. Auch dieser Rat ist allerdings nicht immer so einfach zu befolgen, da Freunde und Familie eben nach dem üblichen Tag-Nacht-Rhythmus leben und man sich ja schließlich nicht völlig von seiner Umwelt isolieren möchte.

Wegen dieser Probleme raten manche Zirbeldrüsenforscher Schichtarbeitern zur Einnahme von Melatoninpräparaten. Natürlich würde man das Hormon in diesem Fall nicht abends einnehmen, sondern immer dann, wenn man einschlafen möchte, das heißt also, daß man seine Melatonintablette nach einer Nachtschicht frühmorgens einnimmt, sobald man nach Hause gekommen ist. Allerdings sieht man sich hier den gleichen Problemen gegenüber wie bei der Frage nach der Einnahme von Melatonin zur Bekämpfung von Jetlag-Symptomen und Schlaflosigkeit: Dosierung und Einnahmezeitpunkt sind umstritten, Risiken und Langzeitnebenwirkungen unbekannt, da das Hormon für einen therapeutischen Einsatz noch nicht genügend untersucht ist.

Ein Hormon, fast so alt wie unsere Erde...
Melatonin als Schutz vor Abwehrschwäche,
Krebs und Herzerkrankungen

*Glühend heiß war der schwarze Vulkanboden der Erde.
Hier und da stiegen Schwefeldämpfe auf, die einen
stechenden Gestank verbreiteten. Leben schien auf
diesem unwirtlichen Planeten unmöglich.
Dennoch entstanden ein paar Jahrtausende später die
ersten einzelligen Lebewesen. Sie trotzten den
feindlichen Bedingungen und bezogen ihre Energie aus
dem Sonnenlicht. Mit der Zeit entwickelten sich
kompliziertere Lebensformen: Pflanzen, die aus Wasser
und Kohlendioxid mit Hilfe von Sonnenenergie selbst
ihre Nahrung herstellen konnten. Als Abfallprodukt
gaben sie Sauerstoff an die Atmosphäre ab.
Ohne diesen Sauerstoff könnten Tiere und Menschen
nicht überleben. Bestimmte Formen des Sauerstoffs
haben aber auch zerstörerische Auswirkungen: Genau
wie sie Eisen zum Rosten bringen, schädigen sie die
chemischen Substanzen in den Zellen von Menschen,
Tieren und Pflanzen, können zu Krankheit und Verschleiß
führen. Um sich davor zu schützen, entwickelten die
Lebewesen der Erde vor vielen Jahrmillionen eine
chemische Substanz mit erstaunlichen Eigenschaften:
Melatonin.*

Unser Körper ist tagtäglich den Angriffen unzähliger infektiöser
Mikroorganismen ausgesetzt. Bakterien, Viren und Pilze machen
uns das Leben schwer. Aber zum Glück verfügen wir über ein gut
organisiertes System, das uns vor diesen Attacken schützt: unsere

Immunabwehr. Ständig tobt zwischen unserem Immunsystem und unzähligen Krankheitserregern ein dramatischer Kampf.

Die Organe im Inneren unseres Körpers sind durch die Haut von der Umwelt getrennt und dadurch ganz gut vor äußeren Einflüssen abgeschirmt. Diese lebenswichtige Schutzbarriere verfügt außerdem über eine Reihe von Verteidigungseinrichtungen, die schädliche Einflüsse von außen daran hindern, zu den einzelnen Körperorganen vorzudringen. Eine Schwachstelle des Körpers sind aber seine natürlichen Öffnungen – Augen, Nase, Mund, Ohren, After, Scheide, Harnröhre –, durch die Fremdkörper relativ einfach ins Innere gelangen können. All diese Öffnungen besitzen eine spezielle Abwehrschicht, die Schleim, Sekrete oder Enzyme absondert, welche die Eindringlinge schon bei der ersten Attacke chemisch zu vernichten versuchen: unsere Schleimhaut. Oft reicht dieser Schutz aus, um den Körper vor Infektionen zu bewahren.

Trotz dieser Schutzmaßnahmen gelangen aber immer wieder lebensbedrohende Krankheitserreger in den Körper. Jetzt tritt das Immunsystem auf den Plan. Ohne seinen Schutz wäre unser Körper überhaupt nicht existenzfähig, denn dieses komplizierte System sorgt dafür, daß auch fremde Zellen, die bereits in den Blutstrom oder in das Körpergewebe gelangt sind, rasch und gründlich beseitigt werden.

Ein wichtiger Bestandteil unserer körpereigenen Abwehr ist das Blut, das rote und weiße Blutkörperchen enthält. Die roten Blutkörperchen transportieren den in der Lunge aufgenommenen Sauerstoff zu den Körperorganen; die weißen, die Lymphozyten, sind die Antiterrorspezialisten des Immunsystems. Etwa vier Prozent davon sind ständig im Blutkreislauf unterwegs, um an jeder Stelle, an der Probleme auftreten könnten, sofort eingreifen zu können. Größere Mengen der weißen Blutkörperchen sind in den Lymphknoten, im Knochenmark, in Thymusdrüse und Milz gespeichert und werden in größeren Notfällen in Marsch gesetzt. Über den Blut- und Lymphkreislauf werden sie schnell an die Stelle gespült, wo die Feinde einzudringen versuchen.

Es gibt mehrere Arten von Lymphozyten: Die Phagozyten sind die Freßzellen, die Mikroorganismen und Zelltrümmer vertilgen und verdauen. Ihnen stehen die B- und die T-Zellen zur Seite. Die B-Zellen produzieren Eiweißkörper (Antikörper), sobald sie irgendwo Fremdzellen registrieren. Diese Antikörper sind raffiniert auf die Struktur der feindlichen Zellen ausgerichtet und passen auf sie wie ein Schlüssel ins Schloß. Sie inaktivieren die fremden Zellen. Bei einer Infektionserkrankung, etwa einer Grippe, macht das Immunsystem auf diese Weise die angreifenden Krankheitserreger unschädlich. Dieser Prozeß dauert freilich eine gewisse Zeit. Ein bis zwei Tage gehen schon ins Land, bis das Immunsystem die Eindringlinge identifiziert hat und in ausreichender Menge die passenden Antikörper produzieren kann.

Das Immunsystem merkt sich aber die Struktur der Eindringlinge, die es einmal bekämpft hat, sehr genau und kann daher bei einer erneuten Konfrontation mit derselben Art von Feinden die erforderlichen Antikörper sehr viel schneller und wirkungsvoller herstellen.

Auch die T-Zellen – man unterteilt sie weiter in Helferzellen und Killerzellen – spielen eine wichtige Rolle bei der Infektabwehr, beispielsweise gegen Viren. Die Killer-T-Zellen erkennen die feindlichen Zellen, die sogenannten Antigene. Die Helfer-T-Zellen bewirken nun, daß sich die entsprechenden Killer-T-Zellen rasch vermehren und sich auf die fremde Zelle stürzen, sich dort anlagern und diese damit zerstören. Einige der bei diesem Störfall gebildeten Killer-T-Zellen bleiben im Körper erhalten und dienen sozusagen als „erfahrene" Reserveoffiziere, falls es wieder zu einem Angriff der gleichen Fremdzellen kommen sollte, wo sie jetzt natürlich sehr viel rascher eingreifen können.

Die fabelhafte Wirkung unseres Immunsystems beruht also darauf, daß die Lymphozyten beim ersten Kontakt mit feindlichen Zellen deren Struktur speichern und so bei einem erneuten Kontakt sofort reagieren können.

Bei älteren Menschen aber läßt das Immunsystem allmählich nach: Sie werden anfälliger für alle möglichen Infektionskrankheiten und auch für Krebs. Zirbeldrüsenforscher führen dieses Nachlassen unserer körpereigenen Abwehr auf die verminderte Melatoninproduktion zurück.

Melatonin spielt nämlich, wie sie festgestellt haben, eine wichtige Rolle für unser Immunsystem. Walter Pierpaoli gab Mäusen ein Medikament ein, das die Zirbeldrüse an ihrer nächtlichen Melatoninausschüttung hindert – mit dem Ergebnis, daß das Abwehrsystem dieser Mäuse geschwächt wurde. Als er den Tieren daraufhin so viel von dem Hormon verabreichte, daß ihr gewohnter nächtlicher Melatoninspiegel wiederhergestellt war, erholte ihr Immunsystem sich wieder.[20] Bei einem anderen Versuch injizierte er Mäusen Enzephalomyokarditis-Viren (diese Viren rufen eine Erkrankung des Herzmuskels und zentralen Nervensystems mit Fieber, Kopfschmerzen und Erbrechen hervor) und gab ihnen anschließend ein Melatoninpräparat. Daraufhin verlief die Krankheit viel leichter, und es starben auch weniger Mäuse, als das normalerweise bei diesem Virus der Fall ist. Pierpaoli glaubt deshalb, daß Melatonin die Fähigkeit besitzt, viele Viren schon „im Keim zu ersticken", ehe sie überhaupt ausbrechen können, also eine wichtige krankheitsvorbeugende Funktion erfüllt.[21]

Ein Kollege Pierpaolis, Georges Maestroni vom Istituto Cantonale di Patologia in Locarno, kam auf die Idee, das Zirbeldrüsenhormon gesunden Mäusen zu spritzen, um zu sehen, ob auch ihre Immunabwehr sich dadurch verbesserte. Anschließend wurden den Tieren Zellen von Schafen injiziert – also Fremdkörper, die ein intaktes Immunsystem sofort als potentiell gefährliche „Eindringlinge" erkennen und bekämpfen muß. Tatsächlich wurden bei den mit Melatonin behandelten Mäusen daraufhin viel mehr Immunzellen aktiviert als bei der Kontrollgruppe, der Maestroni lediglich eine Salzlösung injiziert hatte.[22]

Weitere Versuche anderer Forscher, deren Interesse an dem neuentdeckten Zirbeldrüsenhormon nun natürlich immer mehr wuchs, bestätigten, daß diese vielversprechenden Untersuchungsergebnisse offenbar auch für den Menschen gelten: So stellte man beispielsweise fest, daß Melatonineinnahme die Produktion von natürlichen Killerzellen steigert, einem wichtigen Bestandteil unserer Immunabwehr, zum Beispiel gegen Tumoren.[23] Auch die Konzentration von IgA – einem Eiweiß in unserem Speichel, das uns vor Erkältungen und Erkrankungen der Atemwege schützt – nahm zu, nachdem Testpersonen eine Woche lang jeden Abend 20 Milligramm Melatonin geschluckt hatten.[24] Und Georges Maestroni und ein Kollege fanden heraus, daß die Helfer-T-Zellen unseres Immunsystems Melatoninrezeptoren besitzen. Wenn das Hormon an diesen Rezeptoren andockt, wird die Produktion von Substanzen angeregt, die für unsere Immunabwehr eine wichtige Rolle spielen: zum Beispiel die Erzeugung von Interleukin 4, das B-Lymphozyten stimuliert. Eine besonders bahnbrechende Entdeckung aber gelang Zirbeldrüsenforscher Russel Reiter: Er stellte fest, daß Melatonin auch eine wichtige Waffe gegen einen der größten Feinde des Menschen ist – die sogenannten freien Radikalen.

Sauerstoff – unser Freund und unser Feind

Hinter dem brutal klingenden Namen „freie Radikale" verbergen sich winzig kleine Moleküle, die in unserem Körper aber ein verheerendes Chaos anrichten können. Freie Radikale sind nämlich Moleküle, die instabil geworden sind, weil sie ein ungepaartes Elektron besitzen.

Um uns die Sache ein wenig klarer zu machen, müssen wir eine oder zwei Chemiestunden nachholen, deren Inhalt wir wahrscheinlich zum größten Teil schon längst vergessen haben. Alles auf unserer Welt – die Luft, das Wasser, die Erde und sämtliche Zellen unseres Körpers – setzt sich aus Atomen der einzelnen Elemente zusammen. Das sind winzig kleine, auf chemischem Weg nicht weiter zerlegbare Teilchen, die jeweils aus einem Atomkern und mehreren Elektronen bestehen, die um diesen Kern kreisen. Oft verbinden sich auch mehrere Atome miteinander: Dann entsteht ein Molekül. Sauerstoff – jenes Element, ohne das wir keine fünf Minuten überleben könnten – ist ein solches Molekül: Es besteht aus zwei Oxygenium-Atomen und hat daher die chemische Formel O_2.

Normalerweise bilden die Elektronen eines Atoms oder Moleküls stets Paare: Das heißt, sie sind in gerader Zahl vorhanden. Ein „freies Radikal" dagegen ist ein aus dem Gleichgewicht geratenes Molekül, das ein ungepaartes Elektron besitzt.

Auch Elektronen sind nicht gern einsam. Deshalb hat dieses freie Elektron nun nichts Eiligeres zu tun, als sich sofort wieder einen Partner zu suchen: Das instabile Molekül schwirrt so lange hin und her, bis es auf ein anderes Atom oder Molekül aufprallt, mit dem es sich dann entweder verbindet oder dem es ein Elektron entreißt, damit sein inneres Gleichgewicht wiederhergestellt ist. Als Folge davon entstehen wie bei einer Kettenreaktion immer wieder neue freie Radikale. Außerdem werden die Atome und Moleküle, aus denen unsere Körperzellen bestehen – und damit letzten Endes natürlich auch unsere Zellen selbst – dadurch geschädigt und im schlimmsten Fall sogar völlig zerstört.

Zahlreiche wissenschaftliche Untersuchungen deuten mittlerweile darauf hin, daß viele Erkrankungen und vielleicht sogar der gesamte Alterungsprozeß auf die destruktive Wirkung dieser freien Radikalen zurückzuführen sind. Die instabilen Moleküle schädigen zum Beispiel das Gewebe unserer Augenlinse, so daß es zur Linsentrübung (grauem Star) kommt, und zerstören unsere Gehirnzellen – was besonders verhängnisvoll ist, weil diese sich im Gegensatz zu den übrigen Zellen unseres Körpers nicht regenerieren können. Sie erzeugen oder verschlimmern Erkrankungen wie Arthritis, Alzheimer und die Parkinson-Krankheit und spielen, wie man inzwischen weiß, auch bei der Entstehung von Krebs und Herz-Kreislauf-Erkrankungen eine wichtige Rolle. Und nicht zuletzt rauben sie uns unsere Jugend und Schönheit: Durch Sonneneinstrahlung erzeugte freie Radikale lassen unsere Haut altern und runzelig werden. Unser Haar ergraut, weil selbst in den Haarfollikeln freie Radikale ihr Unwesen treiben und die Pigmentproduktion beeinträchtigen.

Durch diese ständige zermürbende Attacke von allen Seiten wird unser ganzer Körper allmählich weniger leistungsfähig und funktionstüchtig: Das Gedächtnis läßt nach, die Muskeln werden schwächer, und Knochenbrüche heilen nicht mehr so schnell, wie wir es als junge Menschen gewohnt waren.

Woher kommen nun eigentlich diese freien Radikalen, die ein solches Chaos in unserem Körper stiften?

Die Hauptquelle dieser Störenfriede ist paradoxerweise ausgerechnet jener Sauerstoff, der uns Menschen das Leben auf der Erde überhaupt erst ermöglicht. Der Sauerstoff, den wir einatmen, geht in den Zellen unseres Körpers unzählige Reaktionen mit anderen chemischen Verbindungen ein – ein Vorgang, den man als Oxydation bezeichnet. Energiereiche Substanzen wie Fette, Eiweiße und Zucker, die wir mit der Nahrung aufgenommen haben, werden durch diese Oxydation schrittweise abgebaut, und dadurch wird die Energie frei, die wir zum Leben brauchen. Gleichzeitig entstehen dabei aber leider auch freie Radikale: Jeder Atemzug, den wir tun, erzeugt Millionen dieser instabilen Moleküle in unseren Zellen.

Außerdem werden freie Radikale auch noch bei zahlreichen anderen Vorgängen in unserem Körper gebildet: zum Beispiel, wenn wir uns intensiv sportlich betätigen und dabei sehr viel Energie verbrauchen oder wenn wir uns den ultravioletten Strahlen der Sonne aussetzen. Selbst wenn unsere Immunabwehr Krankheitserreger bekämpft, entstehen als Folge davon freie Radikale. Weitere wichtige „Radikalenquellen" sind Alkohol, Nikotin, Röntgenstrahlen, Ozon (eine besondere Form des Sauerstoffs) und die Umweltgifte, die in zunehmendem Maße Wasser, Luft und Nahrungsmittel verschmutzen. Die meisten freien Radikalen entstehen tagsüber in unserem Körper, weil wir dann aktiv sind und all unsere Stoffwechselvorgänge rascher ablaufen als nachts. Außerdem sind wir tagsüber natürlich auch der Sonneneinstrahlung ausgesetzt und kommen mit mehr Giften in Berührung als während des Schlafs.

Einigen dieser Freie-Radikale-Erzeuger, beispielsweise Alkohol und Zigaretten, können wir aus dem Weg gehen; anderen sind wir rettungslos ausgeliefert, denn schließlich können wir nicht aufhören zu atmen oder zu essen. Deshalb besitzt unser Körper eine eingebaute Waffe gegen diese zerstörerischen instabilen Moleküle: nämlich Vitamine und andere Wirkstoffe, die wir mit der Nahrung aufnehmen. Sie verbinden sich mit den freien Radikalen und machen sie dadurch unschädlich. Weil sie auf diese Weise den schädlichen Folgen von Oxydationsprozessen in unserem Körper entgegenwirken, nennt man sie Antioxydantien oder auch salopper „Freie-Radikale-Fänger". Die wichtigsten Antioxydantien sind Vitamin C, Vitamin E, das chemische Element Selen und Beta-Carotin. (Das ist der Farbstoff, der in Mohrrüben, Tomaten und anderen gelben, orangefarbenen und dunkelgrünen Gemüsesorten enthalten ist und aus dem unser Körper Vitamin A aufbaut; deshalb wird er auch als „Provitamin A" bezeichnet). Die positive Wirkung dieser Antioxydantien ist mittlerweile zweifelsfrei erwiesen: Untersuchungen haben gezeigt, daß bei Menschen, die ihrem Körper – entweder mit der Nahrung oder durch zusätzlich eingenommene Präparate – genügend von diesen Substanzen zuführen, das Risiko von Krebs und Herz-Kreislauf-Erkrankungen (beispielsweise Herzinfarkt) geringer ist; sie sind außerdem widerstandsfähiger gegen Infektionen, und man vermutet, daß Antioxydantien auch den Blutdruck und den Cholesterinspiegel senken.

Melatonin – eines der wirksamsten Antioxydantien

Der amerikanische Zirbeldrüsenforscher Russel Reiter hat festgestellt, daß auch Melatonin die Eigenschaft besitzt, eine chemische Verbindung mit freien Radikalen einzugehen, um sie dadurch unschädlich zu machen. Die Verbindung, die auf diese Weise entsteht, ist harmlos und wird vom Körper ausgeschieden.

Reiter führte zahlreiche Versuche durch, die darauf hindeuten, daß Melatonin sogar einer der wirksamsten „Freie-Radikale-Fänger" sein könnte, den unser Körper besitzt. So injizierte er Ratten Safrol, eine krebserregende Substanz, die aus Sassafrasöl hergestellt wird und im Körper freie Radikale erzeugt, die den genetischen Code unserer Zellen schädigen können. Einigen dieser Ratten wurde vor und nach der Safrol-Injektion Melatonin gespritzt, und diese Tiere überstanden den Schaden wesentlich besser als die anderen: Bei ihnen war die Schädigung der genetischen Substanz viel geringer.[25]

Andere Ratten, die Reiter und seine Mitarbeiter einem giftigen Herbizid aussetzten, erlitten keine der Leber- und Lungenschäden, die diese chemische Substanz normalerweise hervorruft, wenn man ihnen davor und danach Melatonin injizierte.

Wie wirkungsvoll Melatonin als Freie-Radikale-Fänger ist, hat Reiter vor kurzem auch an sich selbst demonstriert: Er nahm eine hohe Dosis Melatonin ein und setzte anschließend eine Probe seines Blutes Röntgenstrahlen aus – einem der gefährlichsten Freie-Radikale-Erzeuger, die es gibt. Daraufhin war die Schädigung der genetischen Substanz der Blutzellen um 60 Prozent geringer als bei Blutproben, die ohne vorherige Melatonineinnahme der Röntgenstrahlung ausgesetzt wurden. Reiter hält es daher für möglich, daß man Menschen, denen eine Röntgenuntersuchung bevorsteht, eines Tages als Schutz vor den schädlichen Strahlen eine Melatonintablette verabreichen wird. (In einem solchen Fall wäre es ausnahmsweise auch sinnvoll, das Hormonpräparat am Tag zu schlucken.)

Vor kurzem wurden Reiters Versuchsergebnisse durch verblüffende Entdeckungen auf einem ganz anderen Forschungsgebiet bestätigt: Der Biologe Rolf Dubbels von der Universität Bremen stellte fest, daß Melatonin auch in zahlreichen Kräutern, Obst- und Gemüsepflanzen enthalten ist. Und je mehr Melatonin die Pflanzen enthalten, um so widerstandsfähiger sind sie gegen den Freie-Radikale-Erzeuger Ozon! Diesen Pflanzen macht bodennahes Ozon, das in hohen Konzentrationen normalerweise das Wachstum hemmt und die Blattstruktur zerstört, viel weniger aus als anderen. Daraus schloß Dubbels, daß sie irgendeinen Entgiftungsmechanismus besitzen müssen, den andere Pflanzen nicht haben. Wahrscheinlich erfüllt Melatonin also nicht nur bei Menschen und Tieren, sondern auch in der Pflanzenwelt die wichtige Funktion eines Freie-Radikale-Fängers.[26] Selbst in einzelligen Algen, die sich schon vor Jahrmillionen entwickelt haben, wurde es nachgewiesen. Daraus schließt Russel Reiter, daß Melatonin wahrscheinlich schon sehr alt ist – vielleicht fast so alt wie unsere Erde selbst. Seiner Theorie zufolge entstand das Hormon vor Milliarden von Jahren, zur gleichen Zeit wie die ersten Sauerstoffmoleküle – und zwar als Schutz vor der zerstörerischen Wirkung der freien Radikalen, die der Sauerstoff erzeugt, wenn er chemische Reaktionen mit anderen Substanzen eingeht.

Wenn die Zellen außer Kontrolle geraten...

Wenn unser Immunsystem nachläßt, laufen wir Gefahr, einer der tückischsten Krankheiten unseres Jahrhunderts zum Opfer zu fallen, über deren Ursachen und Therapie wir bisher immer noch nicht genügend wissen, um sie endgültig besiegen zu können: Krebs. Auch hier haben, wie wir inzwischen wissen, freie Radikale ihre Hand mit im Spiel. Diese Moleküle können eine Zelle beschädigen oder zerstören, aber auch noch viel Schlimmeres mit ihr anrichten. Wenn das freie Radikal bis zum Zellkern vordringt, wo unser genetischer Code (also unsere Erbanlagen) gespeichert ist, so kann es diesen verändern – mit dem Ergebnis, daß die Zelle sich dann nicht mehr nach ihrem genetisch vorbestimmten, normalen Plan teilen kann: Sie beginnt sich völlig unkontrolliert zu vermehren. Ein Tumor entsteht. Zunächst ist er mikroskopisch klein und auf dem Röntgenbild noch nicht zu erkennen; dann wird er allmählich immer größer und beginnt das umliegende Gewebe zu schädigen. Das besonders Gefährliche und letzten Endes Todbringende an dieser Krankheit aber ist, daß ein solcher bösartiger Tumor auch „Ableger" bilden kann: Tochtergeschwülste oder Metastasen, die dadurch zustande kommen, daß einzelne Krebszellen sich ablösen, in die Blutbahn gelangen und an andere Stellen des Körpers geschwemmt werden, wo dann ein neuer Tumor entsteht.

Deshalb sind Röntgenstrahlen, die UV-Strahlen der Sonne, bestimmte Umweltgifte und auch sogenannte „Genußgifte" wie Alkohol und Nikotin krebserregend: Sie erzeugen freie Radikale, die die genetische Substanz der Zellen verändern und zu unkontrolliertem Wachstum führen können. Wichtig ist in diesem Zusammenhang das Wörtchen „können": Denn eine solche krankhaft veränderte Zelle *kann* zwar der Beginn eines bösartigen Tumors sein, *muß* es aber nicht. Normalerweise ist unser Immunsystem durchaus in der Lage, solche entarteten Zellen zu erkennen und unschädlich zu machen, ehe sie sich weiter vermehren können. Man vermutet, daß in unserem Körper im Laufe unseres Lebens unzählige solcher abnormaler Zellen entstehen, ohne daß wir deshalb unbedingt an Krebs erkranken müssen. Nur wenn unser Immunsystem geschwächt ist und nicht mehr richtig funktioniert oder wenn wir zu vielen krebserregenden Einflüssen ausgesetzt sind, kann ein Tumor entstehen.

Außer freien Radikalen gibt es auch noch zahlreiche andere Faktoren, die zur Entstehung von Krebs beitragen können. So spielen

beispielsweise auch Ernährung und Lebensweise sowie die genetische Veranlagung eine Rolle. (In manchen Familien kommen
Krebserkrankungen wesentlich häufiger vor als in anderen.) Außerdem steigt das Risiko, an Krebs zu erkranken, mit zunehmendem
Alter; denn im Alter läßt, wie wir gesehen haben, unser Immunsystem nach und ist dann unter Umständen nicht mehr so ohne weiteres in der Lage, Zellwucherungen zu stoppen. Ein Weg, uns vor
Krebs zu schützen, besteht also darin, unser Immunsystem „fit" und
leistungsfähig zu halten und darauf zu achten, daß wir mit der Nahrung genügend Antioxydantien zu uns nehmen.

Wenn Melatonin freie Radikale unschädlich macht und außerdem unser Immunsystem stimuliert, so müßte es unseren Körper eigentlich auch vor Krebs schützen. Tatsächlich deuten Ergebnisse
einzelner Tierversuche darauf hin, daß das der Fall ist. Von Russel
Reiters Experiment, bei dem er anhand von Mäusen, denen er die
krebserregende Substanz Safrol injizierte, die zellkernschützende
Wirkung von Melatonin nachwies, war bereits die Rede. Bei Versuchen mit Hamstern wurde das Wachstum eines Hautkrebses (Melanom) durch das Zirbeldrüsenhormon um ein Fünffaches verlangsamt und die Bildung von Metastasen verzögert; bei Ratten und in
Laborkulturen hemmte Melatonin das Wachstum von Brust- und
Eierstockkrebszellen.

Wie sieht es beim Menschen aus? Liegen auch da schon Versuchsergebnisse vor, die hoffen lassen, daß man das Hormon vielleicht eines Tages zur Krebsbekämpfung einsetzen kann?

Leider sind die derzeit üblichen und bewährten Methoden der
Krebstherapie nämlich zum Teil mit recht starken Nebenwirkungen
verbunden und außerdem auch nicht immer erfolgreich. Eine der äl-
testen Therapieformen ist die Chirurgie: Der Tumor wird operativ
entfernt. Das ist aber in der Regel nur dann möglich und erfolgver-
sprechend, wenn er noch keine Metastasen an anderen Stellen des
Körpers gebildet hat, das heißt also, wenn der Krebs noch nicht zu

weit fortgeschritten ist. Außerdem besteht die Gefahr, daß sich bei der Operation Krebszellen lösen, in die Blutbahn gelangen und zur Metastasierung führen: Das heißt, die Therapie, die eigentlich den Krebs beseitigen soll, birgt gleichzeitig das Risiko einer weiteren Ausbreitung des Tumors.

Deshalb erfolgt nach der Operation zusätzlich häufig noch eine Strahlentherapie: Der vom Krebs befallene Körperteil wird mit Röntgenstrahlen und radioaktiven Substanzen behandelt, um etwaige Krebszellen, die die Operation überstanden haben, abzutöten. Krebs im Frühstadium läßt sich manchmal auch nur durch Strahlentherapie (ohne Operation) besiegen; und hin und wieder wird der Tumor auch *vor* der Operation bestrahlt, um die Gefahr einer Metastasierung zu verringern. Allerdings schädigen die Strahlen nicht nur die Tumorzellen, sondern auch gesundes Gewebe wie beispielsweise das Knochenmark (das sehr wichtig für uns ist, weil hier unser Blut gebildet wird) oder die Haarfollikel. Daher kann es bei hohen Strahlendosen zu Nebenwirkungen wie Übelkeit, Erbrechen, Durchfall, Anämie (Verringerung der Anzahl der roten Blutkörperchen) und Haarausfall kommen. Außerdem sind die Strahlen auch wiederum krebserzeugend, so daß die Gefahr besteht, daß sich durch die Bestrahlung unabhängig von dem Primärtumor ein neuer Krebs bildet.

Die dritte recht häufige Form der Krebsbehandlung ist die Chemotherapie. Hierbei wird die Entwicklung und Vermehrung von Krebszellen durch chemische Substanzen, sogenannte Zytostatika, gehemmt. Chemotherapie wird in Kombination mit Operation und Bestrahlung oder allein angewandt und hat den Vorteil, daß sie auch Krebszellen zerstören kann, die sich an anderen Stellen im Körper ausgebreitet haben und zur Metastasenbildung führen können; denn die Zytostatika zirkulieren im Blutstrom und erreichen daher auch Krebszellen, die sich durch Bestrahlung oder Operation nicht beseitigen lassen und vielleicht noch nicht einmal im Röntgenbild sicht-

bar sind. Leider können aber auch bei dieser Therapie die Nebenwirkungen recht gravierend sein, denn die Zytostatika hemmen
ebenfalls nicht nur das Wachstum bösartiger Zellen, sondern auch
aller „normalen" rasch wachsenden Zellen und können daher
(ebenso wie die Strahlentherapie) auch gesundes Gewebe schädigen. Deshalb führen sie oft zu ähnlichen unangenehmen Begleiterscheinungen wie die Strahlenbehandlung; außerdem schwächen
sie die Immunabwehr.

Auf der Suche nach neuen Therapieformen mit besseren Hei-
lungschancen und geringeren Nebenwirkungen entdeckte man vor
einiger Zeit die Immuntherapie. Sie setzt bei unserer körpereigenen
Abwehr an und versucht sie zu stimulieren, damit sie Krebszellen
besser zerstören kann. Man injiziert Krebspatienten Substanzen, die
unser eigenes Immunsystem zur Abwehr von Infektionen und Krebszellen erzeugt, beispielsweise Interferone (IF alpha) und Interleukine
(IL 2). Bei manchen Krebsarten hat man damit ganz gute Erfolge er-
zielt; allerdings steckt diese Therapie noch in den Kinderschuhen,
und auch sie kann sehr risikoreich sein. Das Spektrum der möglichen
Nebenwirkungen reicht von Haarausfall, Schlafproblemen und Störungen des Magen-Darm-Trakts bis hin zu Herzinfarkt, Vergiftung
der Leber, Lähmungen und Halluzinationen.

Es wurde auch schon mit Erfolg versucht, Melatonin bei der
Krebstherapie einzusetzen. Dabei zeigte sich, daß die vielverspre-
chendsten Möglichkeiten des Zirbeldrüsenhormons in der Kombination mit anderen Krebstherapien liegen. Besondere Erfolge erzielte man bei der Kombination von Melatonin und Immuntherapie:
Paolo Lissoni vom San-Gerardo-Hospital in Monza (Italien) behandelte Ende der achtziger Jahre Krebspatienten mit metastasierenden
Tumoren, bei denen keine Therapie mehr anschlug, zunächst ausschließlich mit Melatonin und hatte damit nur geringe Erfolge. Als
nächstes kombinierte er das Zirbeldrüsenhormon mit Interleukin 2.
Mit diesem IL 2 hatten sich zwar schon einige Krebsarten erfolg-

reich behandeln lassen (beispielsweise Melanome und Nieren-
krebs), doch hatten die Ärzte das Interleukin in so hohen Dosen einsetzen müssen, daß einige Patienten sogar daran gestorben waren.
Durch die Kombination mit Melatonin hoffte Lissoni, die Interleukindosis (und damit auch die starken Nebenwirkungen) verringern
zu können. Und er hatte damit tatsächlich Erfolg: Es zeigte sich,
daß die Kombinationstherapie der Behandlung mit Interleukin 2 allein bei weitem überlegen war. Wie erwartet, traten bei der geringeren Interleukindosis kaum Nebenwirkungen auf. Die positive Wirkung des Interleukins hingegen verstärkte sich sogar noch: Einige
Tumoren wurden wesentlich kleiner, und bei ein paar Patienten bildeten sie sich vollständig zurück – und das, obwohl sie vor Beginn
der Behandlung nur noch eine Lebenserwartung von weniger als einem Jahr gehabt hatten. Bei *allen* Patienten aber verbesserte sich
durch die Melatonintherapie die Lebensqualität der Patienten ganz
erheblich: Sie fühlten sich wohler, litten weniger unter dem mit der
Krankheit verbundenen Streß und schliefen besser.[27]

Bei Patienten mit Gliomen (bösartigen Hirntumoren, bei denen
die Aussicht auf Heilung nicht sehr groß ist) kombinierte Lissoni
Melatonin mit Strahlentherapie und hatte auch damit recht guten Erfolg: Die Überlebensrate nach einem Jahr war bei den Patienten mit
der Kombinationstherapie wesentlich höher als bei denjenigen, die
nur bestrahlt worden waren. Bei der Kombination mit Melatonin
traten auch weniger Komplikationen auf, wie sie normalerweise
durch Strahlentherapie verursacht werden.[28]

Inspiriert von Lissonis Erfolgen, erzielten Wissenschaftler von
der Melanoma Clinic im Colorado Health Sciences Center zwar
vereinzelte, aber dennoch erstaunliche Erfolge bei der Behandlung
fortgeschrittener Melanome mit Melatonin in einer sehr stark variie-
renden Dosierung – von 5 bis 700 Milligramm. (Das Melanom ist
eine besonders tückische Krebsart, da es sich, wenn es einmal meta-
stasiert hat, sehr rasch ausbreitet und dann kaum noch auf eine der

bisher bekannten Krebstherapien anspricht.) Bei sechs der 42 Patienten, bei denen andere Therapien nicht geholfen hatten, verkleinerten sich die Tumoren nach einer Melatoninbehandlung von durchschnittlich zwölf Wochen um 50 Prozent. Die einzigen Nebenwirkungen, über die vereinzelte Patienten klagten, waren Müdigkeit und leichte Übelkeit.[29]

Georges Maestroni und Ario Conti vom Istituto Cantonale de Pathologia in Locarno, die sich ebenfalls seit Jahren mit den Möglichkeiten von Melatonin in der Krebstherapie befassen, stellten anhand von Versuchen mit Mäusen fest, daß Melatonin das Knochenmark vor der zerstörerischen Wirkung der Chemotherapie zu schützen vermag. Gleichzeitig wurde durch die Melatoningaben auch noch das Immunsystem der Mäuse gestärkt (obwohl Chemotherapie normalerweise eine *schwächende* Wirkung auf das Abwehrsystem hat).[30]

Melatonin – eine neue Waffe im Kampf gegen Brustkrebs?

Einige Erkenntnisse deuten darauf hin, daß Melatonin bei der Vorbeugung und Behandlung von Tumoren der Geschlechtsorgane eine besonders wichtige Rolle spielen könnte. An der Entstehung solcher Tumoren sind nämlich häufig Sexualhormone wie Östrogen und Testosteron beteiligt.

Im Gegensatz zu uns Menschen haben die meisten Tiere eine genau festgelegte Paarungszeit. Nur in dieser fruchtbaren Phase haben die Weibchen einen Eisprung und produzieren die Männchen Sperma. Das restliche Jahr über sind sie sexuell nicht aktiv. Das ist sehr wichtig für das Überleben dieser Tiere: Denn sie sind natürlich darauf angewiesen, ihre Jungen zu einer ganz bestimmten Jahreszeit (in der Regel im Frühjahr) zur Welt zu bringen, wenn das Klima mild und das Nahrungsangebot groß ist.

Und diese zeitlich begrenzte Fruchtbarkeitsphase scheint sich auch noch in anderer Hinsicht positiv auszuwirken: Bei Tieren kommen Tumoren der Geschlechtsorgane – also beispielsweise Brust- oder Prostatakrebs – viel seltener vor als beim Menschen. Wissenschaftler vermuten hier einen Zusammenhang: Sie glauben, daß Tiere seltener an solchen Krebsarten erkranken, weil sie im Gegensatz zu uns Menschen nicht ständig der Einwirkung von Sexualhormonen wie Östrogen und Testosteron ausgesetzt sind, sondern nur einmal im Jahr – eben in ihrer fruchtbaren Phase.

Östrogen – jenes Hormon, das die Frau zur Frau macht, ihr weiche Haut und sanfte Rundungen schenkt, das den weiblichen Zyklus steuert und für innere Ausgeglichenheit sorgt – ist nämlich ein zweischneidiges Schwert; es hat nicht nur positive, sondern auch negative Auswirkungen auf den Körper. So ist zum Beispiel erwiesen, daß Östrogen bestimmte Krebsarten fördert. Wie das funktioniert, weiß man noch nicht so genau. Fest steht lediglich, daß bei etwa zwei Dritteln aller Brustkrebsarten die Krebszellen sogenannte Östrogen-Rezeptoren besitzen. Wenn sich das von den Geschlechtsorganen ausgeschüttete Östrogen an diesen Rezeptoren verankert, kann es das Wachstum der Krebszelle beschleunigen. Ein Zuviel an Östrogen ist also nicht ungefährlich: Untersuchungen haben gezeigt, daß Frauen mit Brustkrebs oft einen unnatürlich hohen Östrogenspiegel haben.

Das gleiche gilt für Prostatakrebs: Die meisten Arten dieses Krebses werden durch das Männlichkeitshormon Testosteron stimuliert. Es ist also nicht nur ein Vorteil, daß wir – im Gegensatz zu den Tieren – immer zur Liebe bereit sind; wir müssen dafür mit einem höheren Krebsrisiko bezahlen.

Untersuchungen haben gezeigt, daß Frauen mit Brustkrebs und Männer mit Prostatakrebs einen besonders niedrigen Melatoninspiegel haben. Einige Forscher vermuten daher, daß Melatonin eine Art „eingebauter Schutzmechanismus" unseres Körpers gegen Krebserkrankungen der Geschlechtsorgane ist – eine Verteidigungsmauer, die leider abbröckelt, wenn wir mit zunehmendem Alter immer weniger von dem Hormon produzieren.

Ein amerikanischer Wissenschaftler namens Lawrence Tamarkin wollte es ganz genau wissen: Er injizierte Mitte der achtziger Jahre Ratten eine Substanz, die Brustkrebs auslöst. Einigen dieser Ratten gab er anschließend täglich eine Dosis Melatonin. Nach drei Monaten hatten fünfzig Prozent der Ratten, die nicht mit Melatonin behandelt worden waren, Tumoren in der Brust; die Ratten, die Melatonin bekommen hatten, waren dagegen alle krebsfrei. Als Tamarkin seine Melatoningaben daraufhin einstellte, entwickelten auch 20 Prozent der Ratten, die bis dahin krebsfrei gewesen waren, Tumoren in der Brust – ein ziemlich eindeutiger Beweis, daß das Melatonin die Tiere tatsächlich vor Krebs geschützt hatte.

Dieses erstaunliche Resultat ermutigte andere Forscher dazu, die Wirkung von Melatonin nun auch an menschlichen Brustkrebszellen zu erproben. Melatoninforscher David Blask machte ein interessantes Experiment mit Brustkrebs-Zellkulturen: Einer dieser Kulturen fügte er Melatonin bei, der anderen nicht. Er wollte herausfinden, ob Melatonin das Wachstum von Brustkrebszellen hemmt – wenn ja, dann müßten die Zellen, die unter der Einwirkung des Melatonins standen, sich langsamer teilen als die anderen. Da die Melatoninforschung damals noch in den Kinderschuhen steckte und Blask keine Ahnung hatte, wie er das Melatonin dosieren sollte, nahm er eine ziemlich große Menge. Überraschenderweise tat sich nichts – die Zellen teilten sich genauso schnell wie die anderen, die nicht mit Melatonin behandelt worden waren.

Daraufhin wiederholte Blask sein Experiment mit einer geringeren Melatonindosis; denn schließlich schüttet auch der menschliche Körper nur sehr wenig von diesem Hormon aus. Und siehe da – es funktionierte: Das Wachstum der Krebszellen verlangsamte sich um 75 Prozent – ein erstaunliches Ergebnis. Acht Jahre später ging ein spanischer Wissenschaftler, Samuel Cos, noch einen Schritt weiter und behandelte die Krebszellkulturen jeweils abwechselnd zwölf Stunden lang mit einer hohen und zwölf Stunden lang mit einer niedrigen Melatonindosis – der gleiche Tag-Nacht-Rhythmus, in dem unser Körper Melatonin produziert. Damit erzielte er noch bessere Resultate: Die Krebszellen, die auf diese Weise behandelt wurden, zeigten ein viel geringeres Wachstum als andere Zellen, die Samuel Cos ständig oder nur tagsüber der Einwirkung von Melatonin ausgesetzt hatte. Offenbar ist der Krebsschutz des Melatonins in dem Rhythmus, in dem es vom menschlichen Körper produziert wird – wenig am Tag, viel in der Nacht –, am wirksamsten. Bei all diesen Versuchen reagierten aber nur solche Brustkrebsarten auf das Melatonin, die Östrogenrezeptoren besitzen, deren Wachstum also durch Östrogen stimuliert wird.[31]

In den Niederlanden läuft zur Zeit eine Untersuchung, ob Melatonin sich zur Vorbeugung von Brustkrebs eignet; endgültige Ergebnisse werden jedoch erst im Jahr 2001 vorliegen. Inzwischen setzen einige Mediziner das Hormon auch schon mit recht beachtlichem Erfolg bei der Brustkrebstherapie ein. Es hat sich gezeigt, daß die Wirksamkeit von Tamoxifen – einem Zytostatikum zur Behandlung von Brustkrebs – sich steigern läßt, indem man es mit Melatonin kombiniert. Das wäre ein großer Schritt vorwärts, denn die Wirkung von Tamoxifen ist nicht immer hundertprozentig zuverlässig: Bei manchen Arten von Brustkrebs schlägt es nicht an, bei anderen läßt die Wirkung nach einiger Zeit nach. Paolo Lissoni behandelte vierzehn Frauen mit Brustkrebs im fortgeschrittenen Stadium, bei denen keine andere Therapie geholfen und auch das Tamoxifen nicht angeschlagen hatte, mit einer Kombination aus Melatonin und Tamoxifen – mit erstaunlichem Erfolg: Bei vier Frauen bildeten sich die Tumoren in der Brust um 50 Prozent zurück.

Sollen Menschen, bei denen Krebs diagnostiziert wird oder die vielleicht sogar an einem bösartigen Tumor im Endstadium leiden, nun also versuchen, sich auf eigene Faust mit Melatonin zu therapieren? Die Antwort ist – wie bei den übrigen möglichen Einsatzgebieten des Arzneimittels – eindeutig nein. Die medizinischen Untersuchungen zum Thema „Melatonin und Krebs" haben gezeigt, daß fast keine Krebsart (mit Ausnahme von Melanomen in einigen vereinzelten Fällen) auf eine Behandlung mit Melatonin *allein* ansprach; immer wurde das Zirbeldrüsenhormon mit anderen Therapieformen wie Immun- oder Chemotherapie kombiniert. Außerdem weiß man noch viel zuwenig über die Wirkung von Melatonin bei den einzelnen Krebserkrankungen, so daß eine Eigentherapie sogar riskant sein könnte. Auf manche Krebsarten – beispielsweise Hodgkin-Syndrom, Lymphome, Leukämie und Multiples Myelom – könnte Melatonin sogar eine stimulierende Wirkung haben. Deshalb sollte man sich lieber von einem Experten beraten lassen, statt auf gut Glück zur Melatonintablette zu greifen. (Im Anhang sind einige Adressen von Spezialisten aufgeführt, die bereits mit einigem Erfolg Krebspatienten mit Melatonin behandelt haben.)

Melatonin als Schutz für Herz und Kreislauf?

Außer Krebs, so vermuten Russel Reiter, Walter Pierpaoli und andere Zirbeldrüsenforscher, soll Melatonin auch noch einen anderen Komplex von Krankheiten bekämpfen, die heute zu den häufigsten Todesursachen gehören: Herz- und Kreislaufprobleme. Viele Erforscher des „Schlafhormons" sehen auch hier wieder einen Zusammenhang zwischen der im Alter sinkenden Melatoninproduktion und dem wachsenden Risiko von Herz-Kreislauf-Erkrankungen.

Die meisten tödlichen Herzerkrankungen gehen auf eine im Laufe der Jahre allmählich fortschreitende Verhärtung und Verengung unserer Blutgefäße durch Fett- und Kalkeinlagerungen (Arteriosklerose, umgangssprachlich fälschlicherweise auch als „Arterienverkalkung" bezeichnet) zurück. Neben einer erblichen Belastung und zunehmendem Alter sind auch Lebensweise (Nikotin), Ernährung (fettreiche Nahrung) und Bluthochdruck Risikofaktoren, die zur Entstehung von Arterienverkalkung beitragen können: Denn wenn das Blut mit zu hohem Druck durch unsere Arterien gepumpt wird, nehmen die Gefäßwände Schaden, und es können sich leichter Anlagerungen dort bilden.

Die Gefäße werden durch diese Kalk- und Fetteinlagerungen enger und weniger elastisch: Der Blutstrom wird behindert, der Blutdruck steigt noch weiter an – ein Teufelskreis, der tödliche Folgen haben kann. Denn wenn unsere Herzkranzgefäße verengt sind, ist die Sauerstoffversorgung unseres Herzens nicht mehr gewährleistet. Außerdem kann es passieren, daß eine solche verengte Arterie sich durch ein Blutgerinnsel völlig verschließt. In beiden Fällen kommt es zum Herzinfarkt: Infolge des Sauerstoffmangels stirbt ein Bereich unseres Herzmuskels ab.

Tritt ein solcher „Störfall" nicht im Herzen, sondern in unserem Gehirn auf, so erleiden wir einen Schlaganfall: Durch ein Blutgerinnsel wird eine Gehirnarterie verstopft, und ein Teil des Gehirns wird nicht mehr mit Sauerstoff versorgt; oder ein Blutgefäß im Gehirn platzt, und die so entstehende Blutung schädigt den Gehirnbereich, in dem sie aufgetreten ist. Schwere, zum Teil irreparable Lähmungen können zum Beispiel die Folge sein.

Inzwischen vermutet man, daß auch an den zu Herz-Kreislauf-Erkrankungen führenden Gefäßschädigungen freie Radikale beteiligt sind. Untersuchungen deuten darauf hin, daß man durch eine antioxydantienreiche Ernährung seinen Blutdruck, seinen Cholesterinspiegel und damit auch sein Herzinfarktrisiko senken kann.

Nachts, wenn unsere Zirbeldrüse Melatonin produziert, sinkt unser Blutdruck, und auch das Herz schlägt langsamer. Bei Tagesanbruch, wenn der Melatoninspiegel zurückgeht, beschleunigt sich unser Herzschlag dann allmählich wieder, und der Blutdruck steigt:

Unser Körper bereitet sich auf die Aktivitäten des Tages vor. Um diese Zeit (in den frühen Morgenstunden) ist, statistisch gesehen, das Risiko eines Herzinfarkts am größten. Russel Reiter vermutet deshalb, daß Melatonin eine „herzschützende" Funktion hat. Vereinzelte Studien deuten tatsächlich darauf hin: Wissenschaftler verglichen den nächtlichen Melatoninspiegel gesunder Menschen mit dem von Patienten, die an Bluthochdruck oder einer Erkrankung der Herzkranzgefäße litten. Es ergab sich, daß bei diesen Patienten die nächtliche Melatoninproduktion viel geringer war.[32]

Japanische Forscher stellten außerdem fest, daß sich bei Ratten, die (aus erblichen Gründen, aufgrund fettreicher Ernährung oder durch Medikamente) einen sehr hohen Cholesterinspiegel hatten, durch Melatoningaben der Cholesteringehalt im Blut senken ließ. (Cholesterin – ein Bestandteil vor allem von tierischen Nahrungsmitteln wie Eiern, Butter, Sahne und fettem Fleisch – ist einer der „Hauptübeltäter" bei Gefäßerkrankungen: Die gefährlichen Ablagerungen, die unsere Arterienwände verengen, bestehen zu einem großen Teil aus Cholesterin.)

Walter Pierpaoli berichtet, daß bei Mäusen, denen man operativ die Zirbeldrüse entfernte, der Cholesterinspiegel stark anstieg. Und Michael Cohen, der eine neue Antibabypille auf Melatoninbasis entwickelte, hat festgestellt, daß bei den Testpersonen, die diese Pille nahmen, der Cholesterinspiegel um 10 bis 20 Prozent sank. Auch der Blutdruck senkte sich bei diesen Frauen – allerdings nur geringfügig.[33] Andere Untersuchungsergebnisse scheinen den Zusammenhang zwischen Melatonin und Bluthochdruck zu bestätigen: Bei Ratten, denen die Zirbeldrüse operativ entfernt wurde, stieg der Blutdruck; gab man ihnen dann Melatonin, so sank er wieder.[34]

Laborversuche deuten darauf hin, daß Melatonin auch die Gefahr einer Bildung von Blutgerinnseln verringern kann; und Russel Reiter berichtet, daß Melatoningaben bei Labortieren künstlich ausgelöste Herzschlagunregelmäßigkeiten (sogenannte Herzrhythmusstörungen) reduzieren konnten. Zu diesen Wirkungen des Hormons liegen jedoch bis jetzt kaum Untersuchungen vor – ebenso wie zu der Hypothese mancher Melatoninforscher, daß das Zirbeldrüsenhormon auch die negativen Wirkungen von Streß auf unseren Organismus neutralisieren könne. (Hierzu wurden bisher hauptsächlich Versuche mit Mäusen durchgeführt.)

Insgesamt ist die Wirkung von Melatonin auf Herz und Kreislauf also noch nicht sehr gut erforscht; man kann nicht unbedingt von Tierversuchen auf den Menschen schließen, und Untersuchungen an menschlichen Testpersonen liegen bis jetzt nur vereinzelt vor. Und auch hier erheben sich – wie auf fast allen Gebieten der Melatoninforschung – warnende Gegenstimmen: Dr. Steven Weber, Leiter des Comprehensive Sleep Disorders Centre von der University of Wisconsin, rät Menschen mit Herzerkrankungen davon ab, Melatonin zu nehmen. Er verweist auf eine Untersuchung des College of Veterinary Medicine in Blacksburg (Virginia), die darauf hindeutet, daß Melatonin die Herzkranzgefäße verengen kann (und somit jenen Forschern widerspricht, die dem Zirbeldrüsenhormon eine positive Wirkung bei Herz-Kreislauf-Erkrankungen zuschreiben). In Laborversuchen wurde die Wirkung von Melatonin auf Lungen- und Herzkranzarterien von Schweinen getestet: Seltsamerweise wirkte das Hormon auf die Lungenarterien erweiternd, auf die Herzkranzarterien jedoch verengend – ein weiterer Beweis für die äußerst komplexen Wirkungen von Melatonin, die noch längst nicht ausreichend erforscht sind.

In dem Forschungsbericht wird ein Zusammenhang zwischen der nächtlichen Melatoninausschüttung und den in den frühen Morgenstunden gehäuft auftretenden Herzinfarkten vermutet; sogar nächtliche Asthmaanfälle, so heißt es in dem Artikel, könnten auf die lungenarterienerweiternde Wirkung des Melatonins zurückzuführen sein.[35] Demnach bewirkt das Zirbeldrüsenhormon vielleicht also doch nicht nur Gutes, sondern kann auch negative

Veränderungen in unserem Organismus herbeiführen? Dr. Weber rät jedenfalls zur Vorsicht. „Wenn ich an einer Erkrankung der Herzkranzgefäße litte, würde ich Melatonin *nicht* als Schlafmittel einnehmen", sagt er.[36] Ob sich die Ergebnisse dieses Laborversuchs an Schweinen auf den Menschen übertragen lassen, ist natürlich ungewiß; aber es besteht doch ein gewisses Risiko, denn wenn eine ohnehin schon durch Ablagerungen enger und weniger elastisch gewordene Arterie sich *noch* weiter verengt, kann es leicht zum Herzinfarkt kommen.

Selbst Russel Reiter, einer der enthusiastischsten Vorkämpfer der Melatoninwelle, ist besorgt darüber, daß Menschen, die an Bluthochdruck leiden, nun auf die Idee kommen könnten, ihre blutdrucksenkenden Medikamente abzusetzen und statt dessen Melatonin zu nehmen: „Ohne diese Medikamente bekämen Sie vielleicht einen Herzinfarkt oder einen Schlaganfall", warnt er in seinem Buch „Melatonin – your body's natural wonder drug". „Derzeit gibt es noch keine Beweise dafür, daß Melatonin die herkömmlichen Medikamente gegen Herz-Kreislauf-Erkrankungen ersetzen kann."[37] Die Frage, ob man Melatonin einnehmen solle, um sich vor Herzerkrankungen zu schützen oder bereits aufgetretene Herz-Kreislauf-Probleme zu beheben, könne erst nach Durchführung weiterer klinischer Untersuchungen beantwortet werden.

Lust oder Frust?
Wie Melatonin unser Sexualleben beeinflußt

*Der vierjährige Junge sah aus, als sei er schon in der
Pubertät. Sein Penis und seine Hoden waren größer als
bei anderen Kindern in seinem Alter, und ihm wuchsen
auch bereits Schamhaare. Seine Stimme war tief und
volltönend wie bei einem jungen Mann.
Die Ärzte untersuchten das Kind. Auf den ersten Blick
schien es vollkommen gesund zu sein. Bei näherer
Untersuchung stellten sie jedoch einen Tumor im
Gehirn fest – an der Zirbeldrüse.
Die Ärzte waren fassungslos. Hatte der
Zirbeldrüsentumor etwa die vorzeitige Geschlechtsreife
bei dem Jungen ausgelöst? Sollte diese winzig kleine
Drüse, der man bisher keine besondere Funktion
zugeschrieben hatte, tatsächlich einen so tiefgreifenden
Einfluß auf unsere sexuelle Entwicklung haben?*

Hinweise darauf, daß die Zirbeldrüse unsere Sexualität und unsere
körperliche Entwicklung beeinflußt, gibt es schon lange – das erste
Indiz in dieser Richtung war der oben zitierte Fall, bei dem Schwei-
zer Ärzte im Jahre 1889 bei einem kleinen Jungen mit einem Zirbeldrüsentumor Anzeichen einer vorzeitig eingetretenen Pubertät entdeckten. Die Ärzte vermuteten daraufhin, daß die Zirbeldrüse normalerweise irgendeine Substanz ausschüttet, die den Beginn der
Geschlechtsreife verzögert, und daß der Tumor die Produktion dieser Substanz bei dem Jungen verhindert hatte.

Ergebnisse späterer wissenschaftlicher Untersuchungen wiesen
in die gleiche Richtung: Russel Reiter berichtet vom umgekehrten
Fall – einem Patienten, der im Alter von Mitte Zwanzig immer noch
nicht geschlechtsreif war. Er sah aus wie ein vierzehnjähriger Junge.

Die bisherigen Hormonbehandlungen hatten nicht geholfen. Reiter untersuchte den Mann und stellte fest, daß sein Melatoninspiegel fünfmal so hoch war wie bei anderen Menschen in seinem Alter. Im Laufe der nächsten Jahre begann seine Melatoninausschüttung sich dann zum Glück allmählich zu verringern, und er kam doch noch in die Pubertät. Auch andere Wissenschaftler stellten fest, daß die Zirbeldrüse bei Kindern, die extrem spät geschlechtsreif werden, außergewöhnlich viel Melatonin ausschüttet, während Kinder, die schon sehr zeitig in die Pubertät kommen, weniger Melatonin produzieren als ihre Altersgenossen.[38]

Wie beeinflußt die Zirbeldrüse unsere sexuelle Entwicklung?

Die genauen Zusammenhänge sind noch ungeklärt, denn schließlich ist die Melatoninforschung erst ein paar Jahrzehnte alt. Manche Zirbeldrüsenforscher vermuten, daß das Hormon einen tiefgreifenden Einfluß auf unsere geschlechtliche Entwicklung und unser Sexualleben hat: Kurz vor der Pubertät beginnt der Melatoninspiegel, der ja im Kindesalter am höchsten ist, stark abzusinken. Reiter hält es für möglich, daß die großen Melatoninmengen, die wir in unserer Kindheit produzieren, über eine Steuerwirkung auf andere Hormone das Eintreten der Geschlechtsreife verhindern. Sinkt der Melatoninspiegel dann, so kommen wir in die Pubertät.

Tatsächlich wurde bei Tierversuchen festgestellt, daß das Zirbeldrüsenhormon eine hemmende Wirkung auf die Sexualorgane und die Produktion von Geschlechtshormonen ausübt. Von Russel Reiters Experimenten, die zeigten, daß Melatonin bei Goldhamstern im Winter die Hoden schrumpfen läßt, war bereits die Rede. Andere Untersuchungen ergaben ähnliche Resultate: Bei jungen weiblichen Ratten, denen man Melatonin gab, war später im ausgewachsenen Zustand das Gewicht der Eierstöcke reduziert, und es kam nicht zum Eisprung. Auch bei männlichen Ratten und Goldhamstern ließ sich die Größe der Geschlechtsorgane durch Melatonin verringern; außerdem wurden die Hodenzwischenzellen, die das männliche Geschlechtshormon Testosteron produzieren, kleiner, und ihre Zellkerne schrumpften.[39] Versuche mit Laborkulturen der Hodenzwischenzellen von Mäusen zeigten, daß Melatonin die Testosteronproduktion dieser Zellen hemmte.[40]

Ein Wissenschaftler, der Endokrinologe Michael Cohen, machte sich diese „sex-hemmende" Wirkung des Zirbeldrüsenhormons zunutze und entwickelte auf ihrer Basis eine neue Antibabypille. „B-Oval" enthält kein Östrogen, sondern lediglich eine Kombination aus ziemlich hoch dosiertem Melatonin (75 Milligramm) und dem weiblichen Geschlechtshormon Progesteron. Die neue Pille soll eine Alternative für jene Frauen sein, die die herkömmlichen Antibabypillen aus gesundheitlichen Gründen nicht nehmen dürfen. Die in den meisten Pillen enthaltenen Östrogene steigern nämlich, wenn sie über lange Zeit hinweg eingenommen werden, das Risiko, an einem östrogenabhängigen Brustkrebs zu erkranken; außerdem erhöhen sie die Thrombosegefahr und sollten daher von Frauen mit zu hohem Blutdruck, Frauen, bei denen schon einmal eine Thrombose aufgetreten ist, und Raucherinnen über 35 Jahre (die ebenfalls ein erhöhtes Thromboserisiko haben) nicht eingenommen werden. Außerdem verursachen östrogenhaltige Antibabypillen bei manchen Frauen ziemlich unangenehme Nebenwirkungen wie Kopfschmerzen, Spannungsgefühle in der Brust und vor allem Abnahme der Lust auf Sex.

Bei Cohens Melatonin-Pille, die in einer großangelegten Studie in Holland seit mehreren Jahren an über 1000 Frauen getestet wird, haben sich, wie er berichtet, bis jetzt keine dieser negativen Nebenwirkungen gezeigt. Die Pille unterdrückt den Eisprung aber ebenso zuverlässig wie die herkömmlichen Antibabypillen und hat laut Cohen bei manchen Frauen sogar noch einen positiven Nebeneffekt: Die unangenehmen Erscheinungen des prämenstruellen Syndroms (PMS) – Reizbarkeit, depressive Verstimmungen, Müdigkeit, Flüssigkeitsansammlungen im Körper sowie Kopf- und Unterleibsschmerzen vor Beginn der Menstruation – konnten dadurch in vielen Fällen gelindert werden.[41] Aufgrund der bereits erwähnten Studien, die ergaben, daß Melatonin sich (in Kombination mit Tamoxifen) zur Behandlung von östrogenabhängigem Brustkrebs einsetzen läßt, schreibt Cohen seiner neuen Antibabypille außerdem eine brustkrebsschützende Wirkung zu. Ob dies tatsächlich haltbar ist, werden jedoch erst Langzeitstudien ergeben.

Auch die eventuellen negativen Langzeitwirkungen einer derart hohen, regelmäßig eingenommenen Dosis von einem Hormon, das bei manchen Tierarten immerhin die Geschlechtsorgane schrumpfen läßt, liegen bis jetzt noch im dunkeln. Deshalb wird es wohl noch Jahre dauern, bis Cohens neue Melatonin-Antibabypille auf den Markt kommt.

Das gilt auch für eine andere von Michael Cohen entwickelte Pille, die gegen Wechseljahrsbeschwerden helfen soll: M-Oval. In den Wechseljahren sinkt, wie man inzwischen festgestellt hat, die Melatoninproduktion bei Frauen jäh ab. Viele Zirbeldrüsenforscher gehen davon aus, daß die hormonellen und anderen Veränderungen, zu denen es während der Wechseljahre im Körper der Frau kommt, zumindest teilweise auf diese verringerte Melatoninausschüttung zurückzuführen sein könnten. Russel Reiter meint sogar, daß sie vielleicht für viele mit den Wechseljahren verbundenen gesundheitlichen Probleme und Risiken verantwortlich ist: beispielsweise für den Anstieg des Blutdrucks und des Cholesterinspiegels und das erhöhte Risiko einer Erkrankung der Herzkranzgefäße.

Aber nicht nur die Melatoninausschüttung geht in den Wechseljahren zurück; die Eierstöcke stellen auch die Produktion des weiblichen Geschlechtshormons Östrogen ein. Das hat zahlreiche unangenehme Nebenwirkungen: Hitzewallungen und nächtliche Schweißausbrüche machen das Leben zur Qual. Die Scheide wird trockener und weniger elastisch, wodurch manche Frauen Probleme beim Geschlechtsverkehr bekommen. Das sexuelle Interesse läßt nach. Außerdem kommt es durch die Stoffwechselveränderungen im Laufe der Wechseljahre bei vielen Frauen zur Osteoporose (einem Schwund der Knochensubstanz): Die Knochen werden porös, Brüche treten häufiger auf als in jungen Jahren.

Viele Frauen entscheiden sich, um diese typischen Wechseljahrsbeschwerden und -probleme zu lindern, für eine Hormontherapie, bei der die in immer geringerem Maße ausgeschütteten Östrogene durch künstliche Hormonpräparate ersetzt werden. Die von außen zugeführten Hormone tragen zur Erhaltung der Knochenmasse bei und bieten gleichzeitig einen gewissen Schutz vor Arteriosklerose und somit auch vor Herzinfarkt und Schlaganfall. Doch da man festgestellt hat, daß die ausschließliche Gabe von Östrogenen das Risiko erhöht, an einem Krebs der Gebärmutterschleimhaut zu erkranken (Östrogen stimuliert das Wachstum dieser Schleimhaut, und dadurch kann es zu Wucherungen kommen), wird bei einer solchen Therapie gleichzeitig stets auch das weibliche Geschlechtshormon Progesteron gegeben.

Die meisten Frauen vertragen die Hormontherapie gut, doch leider hat das Progesteron, das dabei eingenommen wird, wiederum andere Nachteile: Einige Untersuchungen schließen nicht aus, daß Progesteron bei Frauen in den Wechseljahren das Risiko erhöht, an Brustkrebs zu erkranken, und außerdem den Schutz, den das Östrogen vor Herzerkrankungen bietet, wieder zunichte macht. Michael Cohen hat daher eine Hormonpille zur Behebung von Wechseljahrsbeschwerden entwickelt, bei der das Progesteron durch 75 Milligramm Melatonin ersetzt wird. (Denn einige Untersuchungsergebnisse deuten ja darauf hin, daß auch Melatonin vor hormonabhängigen Krebsarten schützen kann.) Tierversuche haben außerdem gezeigt, daß das Zirbeldrüsenhormon bei der Regulierung des für unsere Knochen wichtigen Kalziumstoffwechsels eine Rolle spielt; und interessanterweise verkalkt bei Schwarzen, bei denen Osteoporose wesentlich seltener vorkommt als bei uns, auch die Zirbeldrüse im

Alter in viel geringerem Maße als bei Weißen. Melatonin könnte also vielleicht tatsächlich einen gewissen zusätzlichen Schutz vor Osteoporose bieten.[42] Ob das tatsächlich der Fall ist und ob sich die von Cohen entwickelte Kombination aus Östrogen und Melatonin bewähren wird (ohne gleichzeitig wieder neue negative Nebenwirkungen mit sich zu bringen) – auch das werden erst Langzeitstudien an den Tag bringen.

Ewige Liebesfreuden – oder nur seliger Schlaf?

Leidenschaftliche Nächte bis ins hohe Alter – das verheißt Walter Pierpaoli all jenen, die regelmäßig Melatonin nehmen, in seinem Buch „The melatonin miracle". Überzeugende Beweise und Belege für dieses Versprechen bleibt er uns allerdings schuldig. Zwar erfreuten die Mäuse, denen er Melatonin ins Trinkwasser schüttete, sich eines wilden, geradezu ausschweifenden Liebeslebens bis kurz vor dem Tod. Aber kann man von Mäusen unbedingt auf den Menschen schließen?

Ob die Einnahme von Melatonin die Lust auf Sex hebt oder senkt, darüber streiten die Forscher sich bislang noch. Genauso widersprüchlich sind die Erfahrungsberichte von Menschen, die seit längerer Zeit Melatonin einnehmen: Einige erwähnen stolz einen gesteigerten Sextrieb, andere klagen eher über das Null-Bock-Syndrom.

Jene Versuche, bei denen das Zirbeldrüsenhormon die Geschlechtsorgane von Ratten und Goldhamstern schrumpfen ließ und die Produktion von Sexualhormonen drosselte, deuten eigentlich eher darauf hin, daß Melatonin eine Hemmung sämtlicher sexueller Funktionen bewirkt. Auch Michael Cohens Entdeckung, daß die neue „Melatonin-Pille" tatsächlich den Eisprung unterdrückt, ist ein Indiz dafür. Andererseits berichtet Walter Pierpaoli, daß sich bei den alternden Mäusen durch Melatoningaben im Trinkwasser Eierstöcke und Hoden wieder regenerierten. In die gleiche Richtung weist eine von Russel Reiter zitierte Untersuchung, in der bei Ratten durch Melatonin das altersbedingte Sinken des männlichen Geschlechtshormons Testosteron verhindert wurde: Die mit Melatonin behandelten Rattenmännchen produzierten dreimal soviel Testosteron wie die Kontrollgruppe.[43]

Wie ist dieser Widerspruch zu erklären, daß Melatonin bei jungen Tieren offenbar eine hemmende Wirkung auf Geschlechtsorgane und Geschlechtshormonproduktion ausübt, bei alternden Tieren hingegen genau umgekehrt (nämlich regenerierend) wirkt? Ist das womöglich auch beim Menschen der Fall? Oder wurden einige dieser Versuche einfach nicht mit der notwendigen wissenschaftlichen Sorgfalt durchgeführt, so daß die Ergebnisse wertlos sind? (Auch das wird, wie wir noch sehen werden, manchen Zirbeldrüsenforschern von Kritikern der Melatonin-Szene vorgeworfen.)

Lauter Fragen und keine Antworten. Ratlose Fragezeichen, von denen leider auch der Verbraucher umgeben ist, der zum jetzigen Zeitpunkt, wo noch keine eindeutigen Langzeit-Forschungsergebnisse am Menschen vorliegen, sich regelmäßig und über einen längeren Zeitraum hinweg Melatonin im Ausland besorgt und einnimmt. Wie diese Substanz, auf lange Sicht betrachtet, in den Hormonhaushalt eingreift, wie sie unser Sexualleben, unsere sexuelle Entwicklung und unsere Fruchtbarkeit beeinflußt, darüber weiß man bis jetzt noch so gut wie nichts.

In einem Interview gab William Regelson, Mit-Autor von Walter Pierpaolis Zirbeldrüsenhormon-Lobeshymne „The melatonin miracle" immerhin zu, der Abschnitt über die Verbesserung unseres Liebeslebens durch Melatonin sei „leicht übertrieben"; die Verleger hätten den Autoren dazu geraten (ebenso wie zu dem etwas überschwenglichen Buchtitel), damit sich mehr Exemplare von dem Buch verkaufen. Melatoninfreund Dr. Ray Sahelian äußert sich in diesem Interview in ähnlichem Sinn: „Ich glaube, mein Sextrieb ist auch etwas geringer als sonst, wenn ich Melatonin nehme", räumt er ein. „Aber wen stört das schon, wenn man dabei so gut schläft?"

Diese Frage muß jeder für sich selbst beantworten. Auch Russel Reiter äußert sich skeptisch zur angeblichen liebessteigernden Wirkung des Hormons (das manche Menschen so wohlig müde und schläfrig werden läßt, daß ihnen sexuelle Betätigung in diesem Augenblick vielleicht wirklich entbehrlich erscheint): „Eine hübsche Idee – aber leider gibt es bis jetzt noch keine überzeugenden Beweise für diese Behauptung",[44] schreibt er in seinem Buch und beruhigt im gleichen Atemzug besorgte Männer mit dem Hinweis, eine Studie habe gezeigt, daß das Hormon in geringen Dosen von zwei Milligramm pro Tag keine Verminderung der Testosteronproduktion bewirke.

Außerdem halten Russel Reiter und Walter Pierpaoli es für möglich, daß Melatonin durch den Schutz vor Arteriosklerose, den es biete, gleichzeitig Männer vor Potenzstörungen bewahren könne: Denn wenn Arterienwände durch Ablagerungen verengt werden, so daß nicht mehr genügend Blut hindurchströmen kann, ist das nicht nur für die Sauerstoffversorgung von Herz und Hirn verhängnisvoll, sondern auch die Erektion des Mannes leidet darunter. (Allerdings ist, wie wir ja gesehen haben, die Schutzwirkung des Zirbeldrüsenhormons vor Arteriosklerose ebenfalls umstritten.)

Von AIDS bis Alzheimer
Melatonin – das Hormon der unbegrenzten Möglichkeiten?

Der Patient klagte über die gleichen Symptome wie die anderen, die mit dieser seltsamen Depression zu ihm gekommen waren – aber immer nur im Winter: Müdigkeit, Lustlosigkeit und eine unerklärliche Niedergeschlagenheit. Vor kurzem war er für drei Wochen nach Florida gereist. Da war die Depression nach ein paar Tagen wie verflogen gewesen. Aber jetzt war sie wieder da.

Dr. Norman Rosenthal kam ein erleuchtender Gedanke: War es möglich, daß die Stimmung mancher Menschen vom Licht abhing? Und wenn das stimmte: Konnte man den Menschen, die darunter litten, dann nicht einfach durch veränderte Lichtverhältnisse „vorgaukeln", es sei Sommer? Um dem Rätsel auf die Spur zu kommen, behandelte Rosenthal einige seiner Patienten tagsüber mit hellem Licht. Und tatsächlich: Die Depressionen verschwanden.

Dr. Rosenthal war damit als einer der ersten Ärzte dem engen Zusammenhang zwischen Licht und unserer Psyche auf die Spur gekommen. Außerdem hatte er eine neue psychische Erkrankung entdeckt und auch gleich das Heilmittel dazu: Winterdepression und Lichttherapie.

Da Zirbeldrüsenforscher vermuten, daß Melatonin eine weitreichende Wirkung auf unseren Organismus hat, wird das Hormon derzeit nicht nur als Schlafmittel, Freie-Radikale-Killer und Bestandteil von Krebstherapien getestet, sondern auch als mögliches Medikament für zahlreiche andere physische und psychische Erkrankun-

gen. Voreilige Presseberichte jubeln Melatonin bereits als „Wundermittel" gegen alle möglichen Leiden wie Alzheimer, Epilepsie, Au-
tismus, Diabetes, Depressionen, ja sogar AIDS hoch.

Die Hoffnung, die das in manchem Leser wecken mag, ist allerdings verfrüht. Die Forschungsarbeiten auf diesem Gebiet stecken
noch in den Anfängen, und es wird sicherlich Jahre dauern, bis erste
gesicherte Ergebnisse vorliegen. Fest steht bisher lediglich, daß
viele Erkrankungen mit einer verminderten Melatoninproduktion
oder einem unnormalen, zeitlich verschobenen Melatoninrhythmus
einhergehen.

Auch der Zusammenhang zwischen dem Zirbeldrüsenhormon
und unserer Psyche scheint heute abgesichert zu sein. Wie Melatonin unsere Stimmung und unsere seelische Verfassung beeinflußt,
ist allerdings noch nicht in allen Einzelheiten geklärt.

Wie Russel Reiter berichtet, stellte ein italienischer Anatomiestu-
dent, der die Gehirne toter Menschen sezierte, bereits Mitte des 18.
Jahrhunderts fest, daß bei den Leichen von Geisteskranken die Zirbeldrüsen nicht normal ausgebildet waren: Sie waren geschrumpft
und voller Kalkeinlagerungen.[45] Doch erst seit einigen Jahrzehnten
häufen sich die Hinweise darauf, daß irgendeine Verbindung zwischen unserer Zirbeldrüse und unserer geistig-seelischen Gesundheit
bestehen muß: In einem Forschungsbericht aus dem Jahr 1990 wird
erwähnt, daß Menschen, bei denen die Zirbeldrüse operativ entfernt
wurde, hinterher unter Depressionen, Angstzuständen und Migräne-
attacken, ja sogar unter Halluzinationen litten.[46] Und im Rückenmark
von Menschen, die Selbstmord begingen, hat man ungewöhnlich viel
Serotonin gefunden (jene Substanz, die unsere Zirbeldrüse tagsüber
ausschüttet und nachts in Melatonin umwandelt).

Schizophrene Menschen haben oft abnorm kleine Zirbeldrüsen
und einen viel geringeren Melatoninspiegel als psychisch Gesunde.
Auch bei Depressiven ist die Melatoninausschüttung vermindert,
und manisch-depressive Menschen (diese Erkrankung äußert sich in

starken Stimmungsschwankungen zwischen übertriebener Euphorie in der manischen und tiefster Niedergeschlagenheit in der depressiven Phase) haben ebenfalls einen unnormalen Melatoninspiegel, der jedoch wechselt: In der manischen Phase ist er extrem hoch, in der depressiven Phase dagegen zu niedrig.

Macht ein Zuviel an Melatonin uns also euphorisch, ein Zuwenig dagegen depressiv? So einfach liegt die Sache leider nicht. Erfahrungsberichte von Menschen, die Melatonin nehmen, sind auch hier wieder äußerst widersprüchlich: Einige Menschen berichteten nach Melatonineinnahme von einem gesteigerten seelischen Wohlbefinden; sie fühlten sich ruhig und gelassen, waren gut gelaunt, bei manchen stellten sich sogar Glücksgefühle ein. Andere klagten, sie seien daraufhin am nächsten Morgen (oder sogar mitten in der Nacht) mit einer Depression aufgewacht. Und bei den meisten depressiven Patienten verschlimmerten sich die Symptome durch Melatonin sogar noch.[47] Depressiven ist also auf jeden Fall von der Einnahme von Melatonin abzuraten, zumal man die Wechselwirkungen zwischen diesem Hormon und den verschiedenen Antidepressiva (Medikamenten, die gegen Depressionen eingenommen werden) bis jetzt noch nicht kennt.

Wenn die Seele Trauer trägt …

Auf die Nerven geht er den meisten von uns – der Winter mit seinem trüben, grauverschleierten Himmel, in dem man oft tage- oder gar wochenlang kaum einen Sonnenstrahl zu sehen bekommt und abends um fünf Uhr schon das Licht einschalten muß. Aber es gibt auch Menschen, die werden richtig krank davon: Sie fühlen sich niedergeschlagen und antriebslos, haben zu nichts Lust und würden sich am liebsten für die Dauer des Winters in ihren vier Wänden verkriechen. Schon morgens aufzustehen und ins Büro zu gehen,

kostet sie ungeheure Überwindung; aber auch soziale Aktivitäten
– Partys, Feste, Treffs mit Freunden – sind ihnen in dieser Zeit ver-
haßt. Sobald der Frühling kommt, regen sich ihre Lebensgeister
dann wieder, und sie sind voller Energie und Tatendrang.

Winterdepression oder saisonal abhängige Depression (SAD)
nennt man dieses Phänomen, das der Amerikaner Dr. Norman Rosenthal Anfang der achtziger Jahre dieses Jahrhunderts entdeckte
und unter dem ziemlich viele Menschen in mehr oder weniger aus-
geprägter Form leiden. Es unterscheidet sich in einigen typischen
Merkmalen von einer „normalen" Depression: Menschen, die in einer depressiven Phase stecken, leiden häufig unter Schlaflosigkeit.
Bei einer Winterdepression hingegen hat man das Bedürfnis, länger
zu schlafen als sonst, und würde am liebsten überhaupt nicht mehr
aus dem Bett steigen. Während depressive Menschen normalerweise über Appetitmangel klagen, entwickelt der „Winterdepres-
sive" einen gesteigerten Appetit, und zwar vor allem einen Heißhunger auf Kohlenhydrate und Süßigkeiten. Meistens legen solche
Menschen im Winter ein paar Kilogramm zu. Sie essen aber – und
das ist das Interessante daran – eigentlich nicht aus Hunger, sondern
eher, um gegen das ständige Gefühl der Niedergeschlagenheit und
Lustlosigkeit anzukämpfen, das sie quält.

Diese Art der Depression befällt hauptsächlich Menschen in
nördlicheren Ländern, wo die Winter besonders lang und die Unterschiede in der Tageslänge zwischen Winter und Sommer sehr groß
sind. Die Winterdepression entsteht nämlich – so viel weiß man inzwischen – durch Lichtmangel: Das schwache Licht im Winter (das
zusätzlich auch noch durch die kurzen Tage reduziert wird) reicht
für manche Menschen offenbar einfach nicht aus. Wenn solche Patienten im Winter in eine Gegend reisen, die dem Äquator näher
liegt und wo sie mehr Licht ausgesetzt sind (am Äquator sind die
Tage stets genauso lang wie die Nächte, im Sommer wie im Winter), bessert ihre depressive Verstimmung sich im Nu.

Keine Angst – man muß nicht unbedingt erst in den sonnigen Süden reisen, um seine Winterdepression loszuwerden: Inzwischen haben Psychologen eine Lichttherapie entwickelt, die genauso rasch und zuverlässig wirkt. Dabei werden die Tage einfach künstlich verlängert, indem man die Patienten mehrere Stunden pro Tag intensivem künstlichem Licht aussetzt. (Normale Beleuchtung reicht hierzu nicht aus; es sind besonders helle Speziallampen erforderlich.) Diese Behandlung kann man auch zu Hause durchführen. Schon nach kurzer Zeit bessern die Beschwerden sich bei den meisten Patienten ganz erheblich, und auch der Heißhunger auf Süßigkeiten läßt nach.

Über die Ursachen solcher Winterdepressionen ist man sich bis jetzt noch nicht im klaren. Da sie offensichtlich etwas mit dem Hell-Dunkel-Rhythmus von Tag und Nacht und mit dem Schlaf-Wach-Rhythmus des Menschen zu tun haben, liegt der Verdacht nahe, daß auch hier die Zirbeldrüse irgendwie ihre Hand im Spiel hat. Aber die genauen Zusammenhänge kennt man noch nicht. Es gibt mehrere Theorien:

Manche Forscher vermuten, daß durch die langen Nächte, die kurzen Tage und den allgemeinen Lichtmangel bei manchen Menschen, die ihre innere Uhr nicht auf die veränderten Lichtverhältnisse einstellen können, zuviel Melatonin ausgeschüttet wird – so viel, daß sie auch tagsüber eine unnormal hohe Konzentration des Hormons im Blut haben. Das macht sie müde und antriebslos. Eine in Alaska durchgeführte Studie scheint dies zu bestätigen: Dort hatte das Blut der Menschen an den kurzen Wintertagen auch tagsüber eine sehr hohe Melatoninkonzentration. Die Forscher machen dieses Phänomen für das gehäufte Auftreten von Depressionen und Alkoholismus in Alaska und anderen Ländern im hohen Norden verantwortlich.[48]

Für die Richtigkeit dieser Hypothese gibt es übrigens noch einen weiteren Beleg: Wissenschaftler gaben Patienten, die an einer Winterdepression litten, frühmorgens um halb sechs 40 Milligramm eines Betablockers. (Diese Medikamente hemmen die Melatoninproduktion.) Daraufhin besserten sich die Symptome bei den meisten Patienten.[49]

Andere Forscher nehmen an, daß Winterdepressionen nicht durch einen zu hohen Melatoninspiegel entstehen, sondern dadurch, daß das Melatonin in einem falschen zeitlichen *Rhythmus* ausgeschüttet wird: Das heißt, der Hell-Dunkel-Rhythmus und die körpereigene Melatoninerzeugung sind nicht richtig synchronisiert. Tatsächlich haben Untersuchungen gezeigt, daß der Höhepunkt der Melatoninausschüttung, der normalerweise gegen zwei Uhr nachts liegt, bei SAD-Patienten ungefähr zwei Stunden länger anhält.

Eine dritte Theorie besagt, daß Winterdepressionen auf Serotoninmangel zurückzuführen sein könnten. Serotonin – das Hormon, das für positive Stimmung und innere Ruhe sorgt – wird ja tagsüber, solange es hell ist, von der Zirbeldrüse produziert und dann abends, sobald es dunkel wird, in Melatonin umgewandelt. Im Winter, wenn die Tage sehr kurz und die Nächte sehr lang sind, könnte es sein, daß zuwenig Serotonin produziert und zuviel davon in Melatonin umgewandelt wird. Als Folge davon kommt es zur Depression.[50] Dafür spricht, daß bei Menschen, die mit Lichttherapie behandelt werden, tatsächlich der Serotoninspiegel steigt.[51] Auch der auffallende Süßhunger von Winterdepressiven ist ein Indiz dafür: Denn Kohlenhydrate und vor allem Süßigkeiten wie Schokolade enthalten viel Tryptophan – jene Aminosäure, aus der unsere Zirbeldrüse Serotonin herstellt. Vielleicht versuchen Menschen, die an einer Winterdepression leiden, durch das übermäßige Naschen also unbewußt, ihren Serotoninspiegel zu erhöhen, um wieder ins seelische Gleichgewicht zu kommen.

Es wurde auch schon versucht, Winterdepressionen mit Melatoninpräparaten zu behandeln – allerdings ohne Erfolg. Im Gegenteil: Bei einigen Patienten verschlimmerten sich die Beschwerden daraufhin sogar noch.

Das Geheimnis ewiger Jugend

Schon lange beschäftigen Philosophen und Wissenschaftler sich mit der Frage, warum wir eigentlich altern und sterben müssen

Wenn wir diese Frage im Licht der Evolution betrachten, so läßt sie sich ganz einfach beantworten. Da alle Lebewesen die Eigenschaft haben, sich fortzupflanzen, muß ihrer Existenz zwangsläufig ein natürliches Ende gesetzt sein; sonst wäre unsere Erde bald hoffnungslos überbevölkert. Das gilt für den Menschen ebenso wie für Schimpansen und Krokodile. Außerdem ist nur durch das Sterben des Individuums Weiterentwicklung möglich: Denn dadurch machen wir Platz für die nächste Generation, und es kommen wieder neue Erbanlagen zum Tragen – es kann wieder etwas Neues entstehen. Ewiges Leben bedeutet Stillstand: Wenn die ersten primitiven Lebewesen, die diese Erde bevölkerten, nicht irgendwann gestorben wären, hätte sich der Mensch nie entwickeln können. So grausam es auch klingen mag: Sobald wir uns fortgepflanzt und unsere Kinder großgezogen haben, haben wir – vom evolutionären Standpunkt aus gesehen – unsere Aufgabe (den Fortbestand unserer Art zu sichern) erfüllt und werden nicht mehr gebraucht.

Deshalb glauben viele Forscher, daß bei jeder Art, im Pflanzen- und Tierreich ebenso wie beim Menschen, die Lebensdauer in irgendeiner Form programmiert ist: Irgendwo in ihrem Inneren gibt es eine „biologische Uhr", und wenn sie abgelaufen ist, stirbt das Individuum. Diese Uhr ist bei jeder Art ein bißchen anders eingestellt: Eintagsfliegen leben nur einen Tag, der kalifornische Mammutbaum wird Jahrtausende alt. Aber sterben müssen sie letzten Endes alle.

Deshalb hat die vor ein paar Jahrzehnten gewonnene Erkenntnis, daß sich die Lebensdauer bestimmter Tiere durch chronische Unterernährung verlängern läßt, großes Aufsehen erregt. Forscher gaben Ratten immer nur so viel Nahrung, daß sie gerade mit Mühe und Not überleben konnten. Erstaunlicherweise starben die Tiere unter diesen

Lebensbedingungen nicht früher, sondern wurden im Gegenteil wesentlich älter als ihre wohlgenährten Artgenossen. Und nicht nur das: Sie waren auch gesünder, machten einen jugendlicheren, vitaleren Eindruck und bekamen im Gegensatz zu den anderen Ratten nicht die typischen „Alterskrankheiten" wie Krebs und grauen Star.

Bei den chronisch unterernährten Ratten stellte man außerdem einen viel höheren Melatoninspiegel fest. Um dem Geheimnis auf die Spur zu kommen, untersuchte man nach ihrem Tod ihre Zirbeldrüsen und verglich sie mit denen der Ratten, die nach Herzenslust hatten schlemmen dürfen. Und tatsächlich – die Zirbeldrüsen der unterernährten Tiere glichen denen ganz junger Ratten. Sie wiesen viel weniger abgestorbene Zellen auf als bei den anderen Ratten.

Zirbeldrüsenforscher vermuteten natürlich sofort einen Zusammenhang zwischen Nahrungsentzug, vermehrter Melatoninproduktion und längerem Leben. Vom evolutionären Standpunkt aus betrachtet, ist das ein sehr sinnvolles Phänomen, wie Melatonin-Experte Dr. Steven J. Bock betont: Denn bei Nahrungsknappheit überleben weniger Jungtiere, da sie in dem harten Kampf ums Futter natürlich weniger Chancen haben als ihre ausgewachsenen, kräftigeren Artgenossen. Deshalb muß die ältere Generation länger leben und fortpflanzungsfähig bleiben, damit die Art nicht ausstirbt. Gibt es hingegen genügend Nahrung, so ist das Überleben der Jungtiere gesichert, und die Alten können beruhigt sterben.[52]

Erwiesen ist dieser Zusammenhang zwischen Unterernährung, Melatonin und Lebensdauer jedoch keineswegs. Daß unterernährte Ratten länger leben, könnte auch einen ganz anderen Grund haben. Denn wer weniger Kalorien zu sich nimmt und in körpereigene Energie umsetzt, der produziert auch weniger freie Radikale. Altersforscher Rajindar Sohal von der Southern Methodist University in Dallas hat Herz, Hirn und Nieren unterernährter Mäuse untersucht und festgestellt, daß die Mitochondrien (das sind die „Kraftwerke" unserer Zellen, in denen der Stoffwechsel stattfindet und die Energie erzeugt wird) bei diesen Tieren viel weniger freie Radikale enthielten. Dementsprechend waren die Proteine und das Erbgut in ihren Zellen wesentlich intakter.[53]

Und damit wären wir schon bei der nächsten Theorie angelangt, weshalb wir altern und letzten Endes sterben müssen: Russel Reiters Freie-Radikale-Hypothese. Wie sein Kollege Steven Bock schreibt auch Reiter dem Zirbeldrüsenhormon eine zentrale Rolle bei der Frage nach Jugend und Altern zu – aber eine ganz andere. Seiner Meinung nach wirkt Melatonin dem Altern entgegen, weil es der mächtigste „Freie-Radikale-Fänger" ist, den wir besitzen. Seit der Entdeckung der freien Radikalen führen viele Wissenschaftler den Alterungsprozeß ausschließlich auf die zerstörerischen Aktivitäten dieser Moleküle zurück: Je älter wir werden, desto mehr Radikalen-Attacken sind wir ausgesetzt, und so nimmt unsere Zellsubstanz allmählich immer mehr Schaden. Zellen sterben ab, oder ihr Erbgut wird beschädigt; schlaffe Haut, graues Haar, nachlassende Vitalität und Erkrankungen wie Krebs, Arteriosklerose, Alzheimer und Arthritis lassen uns allmählich zu Greisen werden, bis die freien Radikalen unsere Gesundheit und Lebenskraft schließlich so hoffnungslos untergraben haben, daß wir sterben.

Auch Reiters Theorie ist alles andere als unumstritten. Bewiesen ist dieses Erklärungsmodell nämlich keineswegs, auch wenn manches dafür spricht. Erstens ist es ziemlich unwahrscheinlich, daß freie Radikale *wirklich* die alleinige Schuld am Älterwerden tragen (es gibt in der Natur in den seltensten Fällen nur *eine* Ursache für ein Phänomen), und zweitens hat sich Russel Reiters These, Melatonin sei der „Freie-Radikale-Killer Nummer eins", bisher erst in einigen wenigen Experimenten an Reagenzglaskulturen und Versuchstieren bestätigt; Langzeitstudienergebnisse an Menschen fehlen noch völlig. Auch Reiter selbst weist auf diesen Schwachpunkt in seiner Argumentation hin: „Man kann die Melatoninersatz-Therapie erst dann als brauchbare Strategie gegen das Altern betrachten, wenn man ihre

Fähigkeit, das Leben zu verlängern, anhand lebender Organismen nachgewiesen hat", schreibt er in seinem Buch.[54]

Reiters Kollege Walter Pierpaoli ist da schon wesentlich optimistischer. Für ihn besteht kein Zweifel daran, daß das Geheimnis von Jugend und Langlebigkeit in dem Zirbeldrüsenhormon verborgen liegt. Bisher, so sagt er, hielten die meisten Forscher das Altern für einen komplexen Prozeß, zu dem unzählige verschiedene Faktoren beitragen und gegen den man nicht viel tun kann. Pierpaoli glaubt, durch seine Mäuse-Experimente nun entdeckt zu haben, daß es nur eine einzige Ursache für Altern und Tod gibt, eine „innere Uhr", die alles steuert: unsere Zirbeldrüse.

„Eine junge Zirbeldrüse sendet eine Botschaft der Jugend durch unseren ganzen Körper und hält ihn gesund und kräftig", schreibt Pierpaoli. „Doch sobald unsere Zirbeldrüse altert, verändert sich ihre Botschaft: Sie teilt dem Körper mit, daß wir nun alt sind und daß es an der Zeit ist, kürzer zu treten."[55] So wie ein Dirigent sein Orchester leitet, reguliert die Zirbeldrüse laut Pierpaoli mit ihrer Melatoninausschüttung sämtliche anderen Drüsen in unserem Körper, also unseren ganzen Hormonhaushalt. Wenn der Dirigent nicht mehr auf der Höhe seiner Leistungsfähigkeit ist und die Kontrolle über das Orchester verliert, so verlieren auch alle unsere Körperfunktionen die Orientierung und verlaufen nicht mehr synchron zueinander.

Deshalb ist es Pierpaolis Meinung nach sinnvoll, ab einem gewissen Alter (um die fünfundvierzig Jahre) Melatoninpräparate einzunehmen, um unsere sinkende Melatoninproduktion auszugleichen. Damit könnten wir erreichen, daß andere wichtige Hormone wieder in den gleichen Mengen und in dem gleichen harmonischen Gleichgewicht zueinander ausgeschüttet werden wie früher, als wir noch jung waren. Er glaubt, wir könnten dadurch unsere innere Uhr umstellen und unser Leben „um Jahrzehnte verlängern."[56]

Das klingt alles sehr hübsch – nur bleibt Pierpaoli uns die schlüssigen Beweise für seine Theorie leider schuldig. So erklärt er beispielsweise mit keinem Wort, *wie* unsere Zirbeldrüse es anstellt, unserem ganzen übrigen Körper die Botschaften der Jugend und des Alters zu übermitteln. Erst seit etwa acht Jahren beschäftigen Wissenschaftler sich mit der Erforschung der Melatonin-Rezeptoren im menschlichen Körper (das heißt, mit jenen Stellen unserer Zellen, an denen das Hormon sich verankern und auf diese Weise Veränderungen im Körper bewirken kann); wo sich solche Rezeptoren beim Menschen befinden, ist noch lange nicht endgültig geklärt. Außerdem behauptet Pierpaoli pauschal und ohne jede nähere Erläuterung, durch Einnahme von Melatonin ließe sich unser Hormonhaushalt verändern und „verjüngen". Zahlreiche Untersuchungen, bei denen die Hormonausschüttung von Testpersonen gemessen wurde, die über einen gewissen Zeitraum hinweg Melatonin eingenommen hatten, widersprechen dieser kühnen Behauptung. Von vereinzelten, geringfügigen Veränderungen abgesehen, wirkte das Melatonin sich (sofern es nicht in extrem hohen Dosen von über 50 Milligramm gegeben wurde) überhaupt nicht auf die Ausschüttung der wichtigsten Hormone aus. Der Hormonhaushalt der Testpersonen blieb so gut wie unverändert.[57] Bis jetzt gibt es also keinerlei Beweise dafür, daß das Zirbeldrüsenhormon tatsächlich der „Dirigentenstab" ist, der das Orchester unseres Körpers leitet.

Hinzu kommt, daß Pierpaoli, wie man inzwischen weiß, seine Mäuseexperimente unter völlig unwissenschaftlichen Bedingungen durchgeführt hat: Er verwendete nämlich Mäusestämme, die aufgrund eines genetischen Defekts überhaupt kein Melatonin mehr produzieren können. Bei einigen dieser Stämme (nicht allen) ließ sich das Leben durch Melatoningaben tatsächlich um 20 Prozent verlängern. Die Ergebnisse solcher Versuche lassen sich natürlich nicht auf andere Tiere oder Menschen mit normaler Melatoninproduktion übertragen. Außerdem haben andere Experimente Pierpaolis gezeigt, daß die Melatoninbehandlung bei Mäusen, die das Zirbeldrüsenhormon selbst bilden können, keine lebensverlängernde, sondern im Gegenteil sogar eine lebensverkürzende Wirkung hatte: Sie förderte die Bildung von Tumoren an den Geschlechtsorganen.[58]

Die These, daß eine einzige Drüse und ein einziges Hormon für einen so umfassenden und komplexen Prozeß wie das Altern verantwortlich sein soll, wird (sicher nicht zu Unrecht) von vielen Wissenschaftlern als zu einseitig abgelehnt. Was es eigentlich ist, das uns alt werden und sterben läßt, diese Frage hat die Wissenschaft bis heute nicht endgültig beantworten können. Viele Forschungsergebnisse deuten aber doch darauf hin, daß andere Faktoren – und nicht nur das Zirbeldrüsenhormon – am Prozeß des Alterns beteiligt sind.

Sicherlich spielt die Vererbung hierbei eine wichtige Rolle – viele Altersforscher glauben, daß das Lebensalter genetisch programmiert ist, und sind schon lange auf der Jagd nach Alters- beziehungsweise Jugendgenen, mit deren Hilfe sich die Lebensdauer manipulieren läßt. So ließ Rajindar Sohal eine Fliegenart, die normalerweise höchstens 28 Tage alt wird, in Käfigen aufwachsen, die so eng waren, daß sie darin nicht fliegen, sondern nur krabbeln konnten. Dieser Bewegungsmangel bescherte ihnen ein wesentlich längeres Leben: Sie wurden ganze 65 Tage alt! Das scheint Reiters Freie-Radikale-Theorie zu bestätigen: Die „beengten" Fliegen verbrauchten weniger Energie, und deshalb liefen in ihrem Körper auch weniger Stoffwechselvorgänge ab, die freie Radikale erzeugen. Doch in einem späteren Versuch pflanzte Sohal seinen Fliegen nun zusätzliche Gene ein, die für die Produktion von zwei antioxydativen Enzymen zuständig sind. Auch das hatte eine verjüngende Wirkung auf die Insekten und ließ sie bei uneingeschränkter Bewegungsfreiheit und großer körperlicher Fitneß ein Alter von über 90 Tagen erreichen. Und Wissenschaftler von der New Yorker Rockefeller University haben vor kurzem ein Langlebigkeitsgen entdeckt, das Menschen vor Herzerkrankungen und der Alzheimer-Krankheit schützt und bei Hundertjährigen besonders häufig vorkommt.[59] Der einzige „Jungbrunnen" kann Melatonin also nicht sein.

Medikament oder Nahrungsergänzungsmittel? Heftige Diskussionen um Melatonin

„Das körpereigene Hormon Melatonin ist weder hinsichtlich der beanspruchten Wirksamkeit in den verschiedenen Indikationen noch seiner Unbedenklichkeit ausreichend geprüft. Der Verkauf als ‚Nahrungsergänzungsmittel‘ muß vor diesem Hintergrund als ausgesprochen irrational bezeichnet werden. "
(Aus einem Info-Schreiben der Landesapothekerkammer an alle Apotheken in Baden-Württemberg)

In den Vereinigten Staaten ist Melatonin bereits seit einigen Jahren auf dem Markt und frei verkäuflich. Man braucht nicht einmal in die Apotheke zu gehen, um das Hormonpräparat zu erwerben: In Drogerien und Naturkostläden kann man es als sogenanntes „Nahrungsergänzungsmittel" kaufen. Doch zu einem richtigen „Melatonin-Boom" kam es in den USA erst letztes Jahr, und beigetragen haben dazu nicht zuletzt Dr. Richard Wurtmans Versuche, die zeigten, daß das Hormon eine schlaffördernde Wirkung hat, und in der Presse ziemlich großes Aufsehen erregten.

Im Frühjahr 1995 kam Melatonin über Importeure dann auch in deutsche Apotheken, wo es anfangs ein Schattendasein fristete, aber bald genauso von den Medien hochgejubelt wurde wie in den USA: Pressemeldungen über die „Wunderdroge", die angeblich Krankheiten wie Krebs, Alzheimer und grauen Star, ja sogar das Altern verhindern könne, und eine Sendung in der SAT-1-Sendung „Schreinemakers live" verhalfen dem Zirbeldrüsenhormon zu Ruhm. Plötzlich wurde in allen Apotheken danach gefragt. Bis die Behörden eingriffen: Im Oktober 1995 empfahl das Bundesinstitut für gesundheitlichen Verbraucherschutz und Veterinärmedizin, den Vertrieb von Melatonin einzustellen. „Aus Gründen des vorsorgenden Gesundheitsschutzes weist das BgVV darauf hin, daß es sich bei Melatonin um eine Substanz mit pharmakologischer Wirkung und nicht um ein Nahrungs- oder Nahrungsergänzungsmittel handelt", hieß es in einer Pressemeldung. Mit anderen Worten: Melatonin sei ein Arzneimittel, und die Vermarktung eines Arzneimittels als Nahrungsergänzungsmittel sei in Deutschland illegal. Außerdem seien weder Wirksamkeit noch Unbedenklichkeit der Substanz ausreichend wissenschaftlich belegt. Jeder Verbraucher, der Melatonin ohne Verschreibung eines Arztes einnehme, tue dies auf eigenes Risiko.

Nahrungsergänzungsmittel sind Substanzen wie Vitamine, Mineralstoffe, Eiweiße und Enzyme, die man einnimmt, um eine möglicherweise zu unausgewogene, vitaminarme Kost zu ergänzen. In den USA fallen solche Nahrungsergänzungsmittel nicht unter die ziemlich strengen Bestimmungen der Food and Drug Administration (FDA); das heißt, sie sind im Gegensatz zu Medikamenten keinerlei Zulassungsverfahren und auch keinen Kontrollen hinsichtlich ihrer Reinheit und Sicherheit und ihrer Inhaltsstoffe unterworfen. Solange der FDA keine schädlichen Nebenwirkungen bekannt werden, können Nahrungsergänzungsmittel in den USA frei verkauft werden; das gilt auch für Melatonin.

Nicht so in Deutschland. Dort gingen die Landesbehörden bald nach der Mitteilung des BgVV energisch gegen den Vertrieb von Melatonin vor: Einem Importeur wurde verboten, das Hormon weiterhin in Verkehr zu bringen; in anderen Firmen, Großhandlungen und Apotheken wurden sogar Melatoninvorräte beschlagnahmt. Das Interesse der Verbraucher an dem neuen „Wundermittel" wurde dadurch allerdings eher sogar noch gesteigert. Ausländische Firmen boten das Präparat (das in den USA nicht teuer ist) in Zeitungsannoncen zu ziemlich hohen Preisen an – mit meist noch unbewiesenen Werbeversprechen wie Zellschutz und Steigerung der Leistungsfähigkeit. Manche Interessenten reisten auch direkt in die USA und deckten sich dort mit dem Hormonpräparat ein.

Dabei ist der Verkauf von Melatonin in Deutschland derzeit keineswegs illegal. Er unterliegt nur einigen gesetzlichen Bestimmungen, die den Apothekern den Handel mit dem Hormon erschweren: Apotheker dürfen Arzneimittel, die bei uns nicht zugelassen sind, auf Einzelbestellung aus dem Ausland importieren, sofern sie dort rechtmäßig im Handel sind. Importiert der Apotheker das Melatonin aus einem EU-Land, in dem es rezeptfrei erhältlich ist, so darf er es auch rezeptfrei abgeben; bei Präparaten aus Nicht-EU-Ländern muß der Käufer ein ärztliches Rezept vorlegen.

Wichtig ist hierbei der Hinweis „auf Einzelbestellung": Melatoninvorräte darf der Apotheker also nicht anlegen. Außerdem muß er jede Abgabe eines solchen Medikaments genau dokumentieren, muß den Namen des Lieferanten und des Käufers aufschreiben. Und ein Apotheker geht mit dem Verkauf von Melatonin unter Umständen auch ein gewisses Risiko ein: Denn wenn dem Käufer durch die Einnahme dieses Präparats ein gesundheitlicher Schaden entsteht, so haftet bei rezeptfreier Abgabe der Apotheker und ansonsten der Arzt, der das Rezept ausgestellt hat.

In anderen europäischen Ländern ist die Situation unterschiedlich: In manchen ist das Hormon nach wie vor frei verkäuflich, in anderen betrachten die Behörden es mittlerweile aber auch schon mit einer gewissen Skepsis. So hat die britische Zulassungsstelle für Arzneimittel (die Medicines Control Agency) Melatonin mit starken Verkaufsbeschränkungen belegt; und in den Niederlanden wurde im Dezember 1995 ein melatoninhaltiges rezeptfreies Schlafmittel vom Markt genommen und darf erst wieder verkauft werden, wenn es als Arzneimittel zugelassen ist.

Ein solches Zulassungsverfahren wäre sehr wünschenswert, denn die dazu durchgeführten Tests und Untersuchungen würden endlich Klarheit darüber verschaffen, welche der ihm zugeschriebenen Wirkungen das „Wunderhormon" denn nun wirklich besitzt und mit was für Risiken und Nebenwirkungen zu rechnen ist. Die Entwicklung eines Präparats bis zur Zulassung als Arzneimittel ist aber langwierig (zehn bis zwölf Jahre im Durchschnitt) und teuer. Im Falle von Melatonin wird sie noch zusätzlich dadurch erschwert, daß der „Naturstoff" (körpereigenes Hormon) nicht patentfähig ist, jedenfalls nicht in seiner Reinform. Das heißt, nach der Zulassung dürfte jede Pharmafirma es herstellen und vertreiben. Deshalb arbeiten einige Firmen nun schon an der Entwicklung von chemisch veränderten Melatoninvarianten oder Kombinationspräparaten.

Berechtigte Warnungen
– oder nur finanzielle Interessen?

Warum darf Melatonin in Deutschland nicht ebenso wie in den Vereinigten Staaten frei verkauft werden? argumentieren manche, die das Hormonpräparat bereits ausprobiert haben und von seiner positiven Wirkung überzeugt sind. Andere Schlafmittel sind teuer und zum Teil mit starken Nebenwirkungen verbunden. Weshalb enthält man Menschen, die nicht schlafen können, nun dieses neue Medikament vor, das preiswert ist und bei dem es sich doch um eine natürliche Substanz handelt? Sind hier etwa materielle Interessen im Spiel? Haben Pharmafirmen, die Schlafmittel vertreiben, Angst vor diesem preisgünstigen, rezeptfreien Konkurrenzprodukt?

Dieser Verdacht wurde schon öfters geäußert, auch in den USA, wo einer der ersten Wissenschaftler, die Melatonin als Schlafmittel an Menschen testeten – Dr. Richard Wurtman vom Massachusetts Institute of Technology (MIT) –, ins Kreuzfeuer der Kritik geraten ist. Denn kaum hatten seine Experimente Schlagzeilen gemacht, warnte er in den Medien, niemand solle sich selbst mit dem Medikament zu therapieren versuchen. Dazu sei es noch viel zu früh;

man wisse nichts über die Dosierung, die Sicherheit der Präparate und eventuelle Wechselwirkungen mit anderen Medikamenten. Vor allem warnte Wurtman vor möglichen Verunreinigungen, zu denen es bei der Herstellung des Hormons kommen könnte, wenn sie nicht den strikten Qualitäts- und Reinheitskontrollen der Food and Drug Administration unterworfen sei. Solche verunreinigten Präparate könnten gesundheitsschädlich und unter Umständen sogar gefährlich sein; die Verbraucher sollten daher lieber warten, bis Melatonin als Arzneimittel zugelassen sei.

Tatsächlich ging der Absatz von Melatonin in den USA daraufhin zurück. Einige verunsicherte Besitzer von Drogerien und Naturkostläden boten das Hormonpräparat nicht mehr an.

Einige Zeit später jedoch berichtete das „Wall Street Journal", Wurtman habe in seinen Pressemeldungen verschwiegen, daß er selbst ein beträchtliches finanzielles Interesse an dem Hormon habe. Er ist nämlich einer der Hauptaktionäre einer Pharmafirma namens Interneuron, die derzeit ein Schlafmittel auf der Basis von Melatonin entwickelt und zum Patent angemeldet hat.

Solche Querverbindungen machen den Wissenschaftler natürlich angreifbar und nehmen seinen Argumenten einiges von ihrer Überzeugungskraft; obwohl er mit seinen Warnungen sicherlich nicht so unrecht hat. Tatsächlich kann es bei der Herstellung solcher Substanzen grundsätzlich immer zu Verunreinigungen kommen, wenn Qualität und Inhaltsstoffe keiner strengen Kontrolle unterworfen sind. Im Jahr 1989 starben in den USA rund 30 Menschen an einer Blutkrankheit namens Eosinophilie-Myalgie-Syndrom (EMS), verursacht durch einige kontaminierte Lieferungen von L-Tryptophan, einer Aminosäure, die in den Vereinigten Staaten als natürliches Mittel gegen Schlafstörungen und Depressionen ebenfalls rezeptfrei im Handel war. Unzählige andere Opfer des verunreinigten Tryptophans mußten ins Krankenhaus und trugen zum Teil bleibende Gesundheitsschäden davon. Daraufhin nahm die Food and Drug Administration Tryptophan vom Markt. Bei Melatoninpräparaten sind solche Probleme bis jetzt zwar noch nicht aufgetreten; theoretisch könnte das aber jederzeit passieren. (Um dieses Risiko zu verringern, empfehlen die meisten Forscher, nur synthetisch hergestelltes Melatonin einzunehmen und keines, das aus den Zirbeldrüsen von Tieren – beispielsweise aus Rinderhirnen – gewonnen wird und wo natürlich besonders leicht Verunreinigungen durch Viren auftreten können. Aber die meisten derzeit auf dem Markt erhältlichen Melatoninpräparate sind ohnehin synthetisch.)

Auch mit seinem zweiten Argument – daß die Melatoninforschung noch in den Anfängen steckt und man viel zuwenig über das Hormon weiß – hat Wurtman sicherlich recht. Die meisten positiven Wirkungen, die Melatonin zugeschrieben werden, sind bis jetzt noch überhaupt nicht oder nur in Labor- und Tierversuchen erwiesen, deren Ergebnisse sich nicht unbedingt auf den Menschen übertragen lassen. Von allen behaupteten oder möglichen Fähigkeiten des „Wunderhormons" ist die schlaffördernde Wirkung noch am besten erforscht und am ehesten erwiesen; doch auch hierzu liegen zum Teil ziemlich widersprüchliche Berichte vor. Und für die anderen angeblichen Wirkungen des Hormons gilt das erst recht: Fast jedem positiven Forschungsergebnis steht irgendein negativer Gegenbericht gegenüber.

Genausowenig weiß man über mögliche negative oder gar gefährliche Nebenwirkungen. Manche in letzter Zeit erschienene Bücher und Artikel zeichnen ein einseitig positives Bild des Hormons; Forschungsergebnisse, die nicht in dieses Bild passen, werden einfach verschwiegen oder heruntergespielt. Da liest man dann auch häufig, es sei nichts über negative Nebenwirkungen bekannt; die Einnahme von Melatonin sei völlig unbedenklich. Das stimmt aber nicht ganz; richtiger wäre die Aussage, daß man *nicht weiß*, ob das Hormon ohne jede gesundheitliche Bedenken eingenommen werden kann. Zwar ist bis jetzt noch nichts darüber bekannt geworden, daß

Menschen, die Melatonin einnahmen, erkrankt wären. Auch bei Testpersonen, die im Rahmen klinischer Studien sehr hohe Dosen (Hunderte von Milligramm) erhielten, traten nur vereinzelte und geringfügige Nebenwirkungen wie Schläfrigkeit, leichte Übelkeit, Durchfall und Bauchkrämpfe auf, die sofort wieder verschwanden, wenn das Medikament abgesetzt wurde. Und bei Versuchen mit Mäusen hat man festgestellt, daß selbst die höchstmögliche Dosis, die man den Tieren verabreichen kann (etwa 800 Milligramm pro Kilogramm Körpergewicht), keine tödliche Wirkung hat.

Aber das besagt noch nicht viel. Der Berliner Pharmakologe Wolfgang Becker-Brüser weist darauf hin, daß die Dunkelziffer der Nebenwirkungen unter Umständen doch sehr hoch sein könnte. Denn wenn jemand in einer Drogerie oder einem Naturkostladen ein Präparat kauft, das als „Nahrungsergänzungsmittel" ausgewiesen wird, so hält er es automatisch für genauso harmlos wie irgendeine Vitamin- oder Mineralstoffpille; er wird es nicht als Arzneimittel empfinden und es daher, falls später gesundheitliche Probleme bei ihm auftreten, nicht unbedingt mit dem Melatonin in Verbindung bringen. Vielleicht wird er seinem Arzt gegenüber nicht einmal erwähnen, daß er das Hormon eingenommen hat.

Auch über die Langzeitwirkungen des Hormons, das erst seit etwa 30 Jahren erforscht wird, weiß man so gut wie gar nichts. In Tierversuchen wurden immerhin so gravierende gesundheitliche Schäden wie bösartige Tumoren, Leukämie und Netzhautschäden festgestellt. Natürlich muß das nicht unbedingt auch für den Menschen gelten; aber es ist doch ein Grund, vorsichtig zu sein und das Hormon nicht zu schlucken wie irgendein Vitamin- oder Ginsengpräparat.

Wenn Melatonin tatsächlich auch nur einige der tiefgreifenden Wirkungen auf unseren gesamten Organismus besitzt, die manche Forscher ihm zuschreiben, so muß zumindest potentiell auch mit ähnlich gravierenden Langzeit-Nebenwirkungen gerechnet werden; es wäre naiv, anzunehmen, daß es eine Substanz gibt, die gegen alle

möglichen Leiden hilft und überhaupt nicht schadet. So ist beispielsweise Michael Cohens Entdeckung, daß Melatonin, in hohen
Dosen verabreicht, den Eisprung verhindern kann, vielleicht eine
vielversprechende Zukunftsperspektive für die Entwicklung neuer
Empfängnisverhütungsmittel. Gleichzeitig ist sie aber auch bedenk-
lich: Denn wer garantiert, daß Melatonin, in kleineren Dosen, aber
dafür über längere Zeiträume hinweg eingenommen, nicht auch negative Wirkungen auf unsere Sexualorgane und unsere Fruchtbarkeit haben kann? Wenn sich in Tierversuchen nach Melatoningaben
die Geschlechtsorgane verkleinerten – wer weiß, ob das nicht auch
beim Menschen irgendwann nach vielen Jahren der Fall sein kann?

Schließlich ist Melatonin ein Hormon, und bei Einnahme von
Hormonpräparaten können – wie der kürzliche Antibabypillen-
Skandal erst wieder gezeigt hat – noch Jahrzehnte nach ihrer Ein-
führung auf dem Markt unvorhergesehene schädliche Wirkungen
festgestellt werden. Es fragt sich also wirklich, ob man das Risiko
eingehen sollte, ohne jedes Wissen um Dosierung, richtige Einnahmezeit und die natürliche Melatoninmenge, die der eigene Körper
produziert, mit seinem Hormonhaushalt herumzuexperimentieren.
Schon allzuoft haben solche Experimente mit Hormonen, deren
Wirkung umstritten oder noch unzureichend erforscht ist, zu blei-
benden gesundheitlichen Schäden geführt. In den USA wurden einer Gruppe 65jähriger Männer ein halbes Jahr lang Wachstumshor-
mone verabreicht, eine andere Substanz, der man verjüngende Wirkungen zuschreibt: Mehr Muskeln und mehr Energie soll man
dadurch bekommen. Das Hormon, das tatsächlich den Aufbau von
Knochen, Knorpeln und Muskeln fördert, kann aber, wenn es
künstlich von außen zugeführt wird, gravierende Nebenwirkungen
haben: Diabetes, Nervenreizungen in den Händen und andere
Gesundheitsschäden traten bei einigen der Senioren auf, die ihre
Sehnsucht nach einem muskelgestählten, jugendlichen Körper
teuer bezahlen mußten.[60]

In etlichen Untersuchungen wurde getestet, wie von außen zugeführtes Melatonin in den menschlichen Hormonhaushalt eingreift. Allerdings waren das keine Langzeittests; das Hormon wurde nur jeweils höchstens ein paar Wochen lang gegeben. Dabei kam man zu teilweise sehr widersprüchlichen Ergebnissen. Wenn das Melatonin in relativ geringen Mengen zugeführt wurde, änderte sich dadurch meist nicht viel an der Ausschüttung anderer wichtiger Hormone. In einigen Fällen (vor allem bei höheren Dosen) traten aber doch Veränderungen auf: So stieg beispielsweise der Prolaktinspiegel an – was nicht unbedingt ganz unbedenklich ist, denn eine erhöhte Produktion dieses Hormons, das unter anderem bei Frauen zur Stillzeit die Milchproduktion anregt, kann unter Umständen zu Unfruchtbarkeit und Zyklusstörungen führen und wird sogar mit Brustkrebs in Verbindung gebracht. Widersprüchlich waren die Testergebnisse im Hinblick auf das Wachstumshormon: In einigen Fällen wurde die Wachstumshormonausschüttung durch Melatonin vermindert, in anderen gesteigert; beides ist, wenn man sich die bereits beschriebenen Wirkungen dieses Hormons auf unseren Organismus vor Augen hält, nicht unbedingt günstig.

Hinzu kommt, daß Menschen auf Melatonin offenbar sehr unterschiedlich reagieren. Der schlagendste Beweis dafür ist die Tatsache, daß einige, nachdem sie ihre Melatoninpille geschluckt hatten, sofort in tiefen Schlaf sanken, andere hingegen die ganze Nacht kein Auge zutun konnten. Manche Menschen klagten nach Einnahme des Präparats über Depressionen und Angstzustände. Es könnten durchaus auch noch weitere atypische Reaktionen auf das Hormonpräparat auftreten. Auch die Wechselwirkungen mit anderen Medikamenten und die Wirkung auf bestimmte Erkrankungen sind bis jetzt noch so gut wie gar nicht erforscht; man vermutet, daß es Krankheiten gibt, die sich durch Einnahme von Melatonin verschlimmern – zum Beispiel einige Krebsarten, Stoffwechsel- und Autoimmunkrankheiten (das heißt, Erkrankungen, bei denen das

Abwehrsystem nicht mehr zwischen eigenen und freмden Zellen unterscheiden kann und deshalb körpereigenes Gewebe angreift).

Keiner kennt die richtige Dosis

Befürworter des Hormonpräparats führen häufig das Argument ins Feld, wir könnten durch Einnahme von Melatonintabletten unseren Melatoninspiegel wieder auf das Niveau heben, das er in unserer Jugend hatte, um besser schlafen zu können und Alterungserscheinungen vorzubeugen. Das ist aber – zumindest beim jetzigen Stand der Dinge – ein reiner Mythos, der wissenschaftlicher Überprüfung nicht standhält. Der natürliche Rhythmus der Melatoninausschüttung läßt sich durch Einnahme der derzeit auf dem Markt erhältlichen Melatoninpräparate nicht nachahmen.

Untersuchungen an Testpersonen haben gezeigt, daß Melatonin eine ziemlich kurze Halbwertzeit von nur etwa 50 Minuten hat: Die Konzentration des Hormons im Blut steigt nach Einnahme einer Melatonintablette binnen 20 Minuten auf ein Vielhundertfaches an und sinkt dann sehr rasch wieder ab. Den Rest der Nacht über ist der Melatoninspiegel dann keineswegs höher als sonst, sondern genauso hoch, wie er es normalerweise (ohne Einnahme des Präparats) wäre. Um den Melatoninspiegel für die ganze Nacht oder zumindest über mehrere Nachtstunden hinweg zu erhöhen, müßten extrem hohe Dosen gegeben werden. Die zweite Möglichkeit wäre die Entwicklung einer Retardform von Melatonin, das heißt, eines Präparats, das das Hormon die ganze Nacht über allmählich und in geringen Mengen ans Blut abgibt. Solche Präparate werden derzeit erforscht und getestet, sind aber noch nicht im Handel erhältlich.

Niemand weiß, welche gesundheitlichen Risiken es birgt, wenn ein Hormon, das normalerweise nur in ganz geringen Mengen im Körper ausgeschüttet wird und wirksam ist, nun plötzlich eine

Stunde lang in so extrem hohen Konzentrationen im Blut zirkuliert
– und das jeden Abend. Zumindest könnte es sein, daß die Melatonin-Rezeptoren dadurch desensibilisiert werden und künftig nicht
mehr so gut auf das Hormon ansprechen. Ebenso zweifelhaft ist, ob
Melatonin in einer so unnatürlichen Konzentration und einem so ab-
normalen Rhythmus wirklich die angestrebten Wirkungen erzielen
kann: Selbst der von den positiven Wirkungen des Hormons über-
zeugte Russel Reiter gibt zu, daß Menschen nach Einnahme von
Melatonin mitten in der Nacht (wenn der künstlich in die Höhe ge-
triebene Melatoninspiegel dann wieder rapide absinkt) plötzlich
hellwach sind. Und in einer israelischen Studie, bei der eine Melato-
nin-Retardform getestet wurde, ergab sich, daß ältere Menschen mit
Schlafstörungen nur nach Behandlung mit dem Retard-Melatonin
nachts durchschlafen konnten; bei denen, die das andere, schnell ab-
sorbierte Melatonin bekamen, wurde lediglich das Einschlafen er-
leichtert.[61]

Hinzu kommt, daß das körpereigene Melatonin bei jedem Menschen in einer anderen Menge und einem etwas anderen Rhythmus
ausgeschüttet wird. Und auch das von außen zugeführte Melatonin
wird von den Menschen in unterschiedlich hohem Maße absorbiert;
beim einen wird mehr davon ins Blut aufgenommen, beim anderen
weniger. Das hängt zum Teil auch davon ab, was man in den Stunden zuvor gegessen hat. Um eine wirklich sinnvolle Dosierung zu
gewährleisten, müßte man also die Melatoningaben individuell auf
den jeweiligen Patienten abstimmen *und* eine Retardform des Melatonins verabreichen.

Soll man nun in Anbetracht all dieser Risiken und Ungewißhei-
ten Melatonin einnehmen oder nicht? Hierüber gehen die Meinun-
gen der Autoren von Büchern und Fachartikeln über Melatonin
ziemlich stark auseinander. Walter Pierpaoli rät, das ab einem gewissen Alter, wenn die körpereigene Melatoninproduktion nachläßt,
oder auch bei Schlafstörungen ohne Bedenken zu tun; aber sein

Fälle, in denen die Einnahme von Melatonin gefährlich sein könnte

• Wegen seiner stimulierenden Wirkung auf das Immunsystem könnte Melatonin bei Menschen mit **Allergien** und **Autoimmunerkrankungen** wie **rheumatische Arthritis, Lupus erythematodes, multiple Sklerose, Diabetes** das Krankheitsbild noch verschlimmern. Ungünstig könnte es sich auch bei **Störungen des Hormonhaushalts** auswirken.

• **Kinder und Jugendliche** produzieren normalerweise von Natur aus ziemlich viel Melatonin. Da das Hormon tiefgreifende Auswirkungen auf die körperliche und sexuelle Entwicklung haben könnte, sollten sie es nicht einnehmen.

• **Stillende Mütter** sollten Melatonin auch nicht einnehmen, da das Melatonin über die Muttermilch in den Körper des Babys gelangen kann. Das gleiche gilt für **schwangere Frauen** (Gefahr von Fehlgeburten wird vermutet) und **Frauen, die schwanger werden möchten**, da Melatonin die Fruchtbarkeit einschränken könnte.

• **Krebserkrankungen des Blutes und des Immunsystems (Leukämie, Hodgkin-Krankheit und andere Lymphome, multiples Myelom)** könnten durch Melatonin noch weiter stimuliert werden.

• Für Menschen mit **Nierenerkrankungen** und mit **vorgeschädigten Herzkranzgefäßen (Arteriosklerose)** kann die Einnahme von Melatonin ebenfalls gefährlich sein.

• Bei Menschen, die **Kortikosteroide** wie **Kortison** und **Dexamethason** und andere **Hormonpräparate** oder **Antidepressiva** einnehmen, könnte sich Melatonin ebenfalls negativ auswirken.

• Bei Menschen mit **psychischen Erkrankungen** wie **Depressionen** besteht die Gefahr einer Verschlimmerung.

Buch hält einer Beurteilung mit seriösen wissenschaftlichen Maßstäben nicht stand. An vielen Stellen werden positive Wirkungen des Hormons einfach behauptet, ohne daß schlüssige Beweise oder auch nur Belege (etwa Hinweise auf Fachartikel) dafür gegeben werden. Und etliche Passagen des Buches sind schlicht und einfach unwissenschaftlich und falsch. Bei Pierpaolis Ratschlägen ist also wohl doch eine gewisse Vorsicht geboten.

Russel Reiter drückt sich schon ein wenig zurückhaltender aus: Für Konservative und Vorsichtige, so meint er, sei es wohl die beste Lösung, vorläufig kein Melatonin zu nehmen, sondern erst einmal abzuwarten, bis man mehr darüber weiß. Auch die amerikanische Food and Drug Administration äußert sich eher skeptisch über die derzeitige Melatonin-Euphorie: „Die Leute nehmen es ohne jede Garantie, daß es risikofrei ist oder daß es irgendwelche positiven Wirkungen hat."

Wer kein Risiko eingehen und deshalb vorläufig lieber die Finger von dem Hormon lassen möchte, für den gibt es aber auch noch eine andere Alternative: eine „melatoninfreundliche Lebensweise" – das heißt, bestimmte Verhaltensweisen, mit denen man nach Ansicht mancher Forscher seine Melatoninproduktion fördern kann. Davon wird im nächsten Kapitel die Rede sein.

Leben im Einklang
mit den Biorhythmen unseres Körpers
Wie Sie Ihre Melatoninproduktion
steigern können

Der folgende kleine Test verrät Ihnen, ob Sie ein melatoninfreundliches Leben führen.

Ich halte mich auch bei schlechtem Wetter gern und viel im Freien auf — Ja ❑ Nein ❑

Ich stehe morgens gern zeitig auf und gehe abends selten nach zehn Uhr schlafen — Ja ❑ Nein ❑

Ich nehme abends vor dem Zubettgehen oft noch ein heißes Bad — Ja ❑ Nein ❑

Ich schlafe nachts in einem dunklen Raum — Ja ❑ Nein ❑

Ich praktiziere regelmäßig Entspannungstechniken wie Meditation oder autogenes Training — Ja ❑ Nein ❑

Ich habe genügend körperliche Bewegung — Ja ❑ Nein ❑

Ich trinke wenig Kaffee — Ja ❑ Nein ❑

Ich verzichte fast völlig auf Alkohol — Ja ❑ Nein ❑

Ich bin Nichtraucher(in) — Ja ❑ Nein ❑

Es stimmt, daß ich keine Schlafmittel aus der Gruppe der Benzodiazepine und auch keine Alpha-, Beta- oder Kalziumblocker nehme — Ja ❑ Nein ❑

Ich ernähre mich vitaminreich — Ja ❑ Nein ❑

Auflösung des Tests: Je mehr von diesen Fragen Sie mit „Ja" beantwortet haben, um so besser funktioniert wahrscheinlich die Melatoninproduktion Ihrer Zirbeldrüse.

Im folgenden Kapitel erfahren Sie, warum das so ist und wie Sie sich noch „zirbeldrüsenfreundlicher" verhalten können.

Unsere Urahnen lebten viel mehr im Einklang mit den Rhythmen der Natur als wir: Sie hielten sich viel im Freien auf, jagten oder arbeiteten auf dem Feld. Morgens standen sie bei Sonnenaufgang auf, und abends, wenn es dunkel wurde, saßen sie höchstens noch eine Weile beim schummerigen Licht einer Petroleumlampe beisammen und gingen dann bald schlafen, müde von der anstrengenden Arbeit des Tages.

Unsere moderne Lebensweise hingegen ist nicht besonders „melatoninfreundlich". Wir haben uns dem natürlichen Hell-Dunkel-Rhythmus von Tag und Nacht entfremdet. Die Erfindung der Elektrizität hat es uns ermöglicht, nach unserem eigenen Zeitplan zu leben: Durch helle Beleuchtung können wir den Tag beliebig verlängern, ja, wenn wir wollen, sogar die Nacht zum Tage machen. Unser Arbeitsleben und unsere Freizeitaktivitäten spielen sich zum großen Teil in geschlossenen Räumen ab, in denen wir einer viel zu geringen Lichteinwirkung ausgesetzt sind.

Unser Körper aber hat nach wie vor das Bedürfnis, sich an den natürlichen Rhythmen zu orientieren, an die er jahrtausendelang gewöhnt war. Um unsere Biorhythmen intakt zu halten, brauchen wir tagsüber intensive Lichteinstrahlung und abends und nachts vollkommene Dunkelheit. Nur wenn sie diese Hell-Dunkel-Signale bekommt, kann unsere Zirbeldrüse tagsüber genügend Serotonin und nachts genug Melatonin produzieren, und dieses ausgewogene, harmonische Zusammenspiel der Hormone ist eine wichtige Voraussetzung für Gesundheit und Wohlbefinden. Wir aber leben in einem ständigen Halbdunkel: Tagsüber ist es für unsere Zirbeldrüse nicht hell genug, und abends wird es nicht richtig dunkel, weil wir sofort künstliche Beleuchtung und den Fernseher einschalten. Viele Schlafforscher sehen darin einen der Gründe für das vermehrte Auftreten von Schlafstörungen in unserer heutigen Zeit.

Kaum jemand wird sich ernsthaft wünschen, daß wir diese Lebensweise, die uns viele Vorteile und Annehmlichkeiten bringt, aufgeben und wieder wie unsere Vorfahren leben. Aber man kann selbst in unserer modernen Zivilisation einiges dazu tun, sein Leben „melatoninfreundlicher" zu gestalten und seine Zirbeldrüse zu einer verstärkten Hormonproduktion anzuregen.

Zunächst einmal ist es wichtig, sich – unabhängig von der Witterung – möglichst jeden Tag (am besten gleich morgens) dem Tageslicht auszusetzen. Dazu muß nicht die Sonne scheinen; selbst an einem trüben Tag ist das Licht draußen im Freien immer noch viel intensiver als jede noch so helle künstliche Beleuchtung. Gerade in der lichtarmen Jahreszeit, im Winter, ist es wichtig, daß man möglichst viel Tageslicht tankt. Als Faustregel gilt: Mindestens eine Stunde pro Tag. Versuchen Sie es so einzurichten, daß Sie in der Mittagspause ein halbes Stündchen ins Freie gehen können, und verlegen Sie auch Ihre Sport- und Freizeitaktivitäten mehr unter den freien Himmel. Das ist nicht nur gesund, sondern hebt auch Stimmung und Wohlbefinden.

Bei „Nachteulen" ist die Gefahr einer gestörten oder verminderten Melatoninproduktion besonders groß. Denn sie bleiben nachts lange wach und lesen oder arbeiten bei hellem Licht; die Stunden der Dunkelheit, die ihre Zirbeldrüse für eine optimale Melatoninausschüttung braucht, sind also reduziert. Daher werden solche Menschen ganz besonders von verstärkter Lichteinwirkung profitieren. Für sie ist es ideal, wenn sie gleich morgens nach dem Aufstehen eine kräftige Prise Sonne oder zumindest Tageslicht in sich aufnehmen: Sofort nach dem Aufstehen Jalousien hoch, Frühstück auf der Terrasse oder an einem hellen Fenster – und anschließend vielleicht ein kleiner Morgenspaziergang oder Frühsport im Freien. Damit signalisieren Sie Ihrer Zirbeldrüse: Jetzt ist es Tag. Sie werden sich dann tagsüber wacher fühlen und abends weniger Schwierigkeiten haben, einzuschlafen. (Für „Lerchen" gilt das Gegenteil: Empfehlenswert ist ein Abendspaziergang, der aber natürlich noch bei Tageslicht stattfinden muß.) Untersuchungen an Menschen, die sich wegen Depressionen oder Schlafproblemen einer Lichttherapie unterzogen, haben gezeigt, daß ihre vorher zu geringe Melatonin-produktion dadurch tatsächlich anstieg. In vielen Fällen ist eine solche Lichttherapie aber gar nicht erforderlich; ein bißchen mehr Tageslicht reicht schon aus, um das psychische Wohlbefinden und die Schlafbereitschaft zu erhöhen.

Auch am Arbeitsplatz sollte man möglichst viel Licht an sich heranlassen. Ein an ein helles, sonniges Fenster gerückter Schreibtisch kann oft schon Wunder bewirken, Stimmung und Leistungsfähigkeit heben. Das gleiche gilt für Bus- und Straßenbahnfahrten und natürlich auch für Flüge: Geben Sie der Sonne eine Chance. Wählen Sie nach Möglichkeit einen Fensterplatz.

Aber, werden Sie jetzt vielleicht einwenden, die UV-Strahlen der Sonne sind ja auch nicht ganz ungefährlich. Bringt es nicht am Ende mehr Schaden als Nutzen, wenn ich mich trotz Ozonloch so oft dem Sonnenlicht aussetze? Da die Zirbeldrüse ja nur auf Lichtreize reagiert, die ins Auge fallen, brauchen Sie nicht unbedingt Ihren ganzen Körper in der Sonne zu baden und können sich ja außerdem auch mit Sonnenschutzcremes vor der UV-Einstrahlung abschirmen. Und um Ihre Augen nicht zu gefährden, rät Russel Reiter, an hellen Tagen eine Sonnenbrille zu tragen, die zwar Schutz vor UV-Strahlen bietet, aber nur leicht getönt ist, so daß immer noch genügend Licht auf den Sehnerv trifft.

Nachts gilt genau das Gegenteil: Achten Sie darauf, in einem möglichst dunklen Raum zu schlafen, am besten mit dicht schließenden Jalousien oder einem zusätzlichen dunklen Vorhang. Falls das aus irgendeinem Grund einmal nicht gehen sollte (oder wenn Sie einen Partner haben, der abends im Bett noch länger lesen möchte), hilft eine Schlafbrille. Und wenn Sie nachts zur Toilette müssen, schalten Sie kein helles Licht an; ein kleines Nachttischlämpchen genügt oft schon, um den Weg zu finden.

Wenn Sie all diese Ratschläge beherzigen, werden Sie wahrscheinlich tiefer schlafen, seltener aufwachen und auch mehr Melatonin produzieren. Ob künstliches Licht bei Nacht ausreicht, um unsere Melatoninproduktion zu drosseln, weiß man zwar noch nicht genau; dazu liegen bislang erst einige wenige und zudem ziemlich widersprüchliche Versuchsergebnisse vor. Bei manchen Testpersonen verringerte aber auch schon ein gar nicht so übermäßig helles Licht bei Nacht die Melatoninausschüttung. Sie gehen also auf jeden Fall auf „Nummer Sicher", wenn Sie nachts das Licht meiden.

Entspannungstechniken können manchmal Wunder wirken – auch im Hinblick auf die Melatoninproduktion. Russel Reiter weist auf eine wissenschaftliche Untersuchung hin, bei der der nächtliche Melatoninspiegel weiblicher Testpersonen, die regelmäßig meditierten, mit der Melatoninausschüttung anderer, nicht meditierender Frauen verglichen wurde: Bei den Frauen, die Meditationstechniken praktizierten, erzeugte die Zirbeldrüse viel mehr Melatonin.[62]

Es gibt aber auch noch eine andere, viel einfachere Möglichkeit, sich abends zu entspannen und den nächtlichen Melatoninspiegel in die Höhe zu treiben: ein heißes Bad. Für viele ist es eine bewährte Einschlafhilfe; sie fühlen sich danach wohlig müde und entspannt. Russel Reiter erklärt, warum: Eine Untersuchung hat gezeigt, daß die Körpertemperatur dabei um etwa zwei Grad ansteigt. Gleichzeitig wurde ein Anstieg der produzierten Melatoninmenge gemessen (und zwar selbst dann, wenn die Testpersonen das heiße Bad mitten am Tag nahmen). Vielleicht ist ein solches Bad deshalb so ein zuverlässiger „Müdemacher". Reiter vermutet, daß die Zirbeldrüse mehr Melatonin ausschüttet, um die durch das Bad erhöhte Körpertemperatur wieder zu senken. (Ein abendlicher Saunabesuch hat übrigens einen ähnlichen Effekt.)

Auch Bewegung kann uns zu einem besseren Schlaf und einer verstärkten Melatoninproduktion verhelfen; allerdings ist hier ebenso wie beim heißen Bad die Wahl des richtigen Zeitpunkts wichtig. Körperliche Betätigung direkt vor dem Einschlafen bringt das Herz auf Touren, kurbelt den Kreislauf an und macht uns munter, statt den Sandmann herbeizulocken. Zwischen dem Fitneßtraining und dem Zubettgehen sollten also schon ein paar Stunden verstreichen.

Unsere Eß- und Trinkgewohnheiten beeinflussen die Melatoninproduktion ebenfalls. So gibt es bestimmte Getränke und Stimulantien, die die nächtliche Ausschüttung des Hormons drosseln und dadurch auch unseren Schlaf beeinträchtigen: Koffein und Nikotin zum Beispiel sind, wie man inzwischen weiß, ausgesprochene „Melatoninfeinde". (Dabei ist zu beachten, daß Koffein nicht nur in Kaffee, sondern beispielsweise auch in Schokolade, Schwarztee, grünem Tee, Matetee, Cola und manchen anderen Erfrischungsgetränken, ja sogar in einigen Medikamenten enthalten ist.)

Viele Menschen trinken Alkohol, um abends schläftig zu werden – obwohl schon seit langem bekannt ist, daß die schlaffördernde Wirkung alkoholischer Getränke trügerisch ist. Man schläft zwar rascher ein; doch sobald die Wirkung des Alkohols nachläßt, wird der Schlaf leicht und unruhig, und man wacht öfter auf. Auch die REM- und die Tiefschlafphasen werden durch Alkoholgenuß beeinträchtigt; insgesamt verschlechtert sich also die Schlafqualität. Auch dafür hat man inzwischen eine Erklärung gefunden: Bei Studien wurde festgestellt, daß Menschen, die abends alkoholische Getränke zu sich nahmen, nachts erheblich weniger Melatonin produzierten. Dazu genügten schon ein oder zwei Gläser Wein! Und bei Personen, die einmal alkoholabhängig waren, wurde sogar eine dauerhaft verminderte Melatoninproduktion festgestellt – selbst nachdem sie jahrelang kein alkoholisches Getränk mehr angerührt hatten.

Außerdem gibt es bestimmte Medikamente, die die Melatoninausschüttung unserer Zirbeldrüse hemmen oder sogar völlig blockieren können. Hauptübeltäter sind hier sämtliche Schlafmittel aus der Gruppe der Benzodiazepine, aber auch Schmerzmittel wie Aspirin und sämtliche Alpha-, Beta- und Kalziumblocker (Medikamente, die zur Behandlung von Herzerkrankungen und Bluthochdruck eingesetzt werden). Menschen, die Alpha- oder Betablocker einnehmen müssen, leiden häufig unter Schlafstörungen.

Das bedeutet nicht, daß Patienten, die solche Medikamente einnehmen, sie nun absetzen sollen. Das könnte unter Umständen lebensgefährliche Folgen haben! Aber sie könnten mit ihrem Arzt über Alternativen sprechen (andere Medikamente, die die Melatoninausschüttung nicht hemmen) und auch über eine Veränderung der Einnahmezeit diskutieren. Beispielsweise wäre zu erwägen, ob man melatoninhemmende Arzneimittel nicht morgens statt abends einnehmen kann. Wichtig ist aber, daß man auf gar keinen Fall eigenmächtig – ohne Rücksprache mit dem Arzt – etwas an seinem Behandlungsplan ändern darf. Überlegen kann man sich allerdings, ob man, wenn man nun schon gezwungen ist, regelmäßig Medikamente zu schlucken, die die Melatoninproduktion hemmen, seinen

---

Medikamente, die sich ungünstig auf unsere Melatoninproduktion auswirken

- Schlafmittel aus der Gruppe der Benzodiazepine (z. B. Valium, Lendormin, Dormicum, Xanax, Librium)
- Dexamethason
- Manche Schmerzmittel, nichtsteroidale Antirheumatika und Antiphlogistika (z. B. Aspirin, Indometacin, Ibuprofen und Naproxen)
- Alphablocker (z. B. Terazosin, Prazosin, Tolazolin)
- Betablocker (z. B. Propranolol, Atenolol, Pindolol; bei den fettlöslicheren Betablockern wie Propranolol und Pindolol ist die schlafstörende Wirkung größer als z. B. bei Atenolol)
- Kalziumblocker (z. B. Diltiazem, Nifedipin, Verapamil)
- Sämtliche Medikamente, die Koffein enthalten

Alkohol-, Kaffee- und Zigarettengenuß nicht drastisch einschränken oder sogar ganz einstellen sollte, damit die Zirbeldrüse nicht mit noch mehr „Melatoninfeinden" zu kämpfen hat.

Untersuchungen haben ergeben, daß etliche pflanzliche Nahrungsmittel (Obst- und Gemüsesorten und Getreide wie Tomaten, Bananen, Mohrrüben, Sellerie, Kohl, Hafer, Gerste, Mais und Reis, aber auch Heilkräuter wie beispielsweise Baldrian und Johanniskraut) Melatonin enthalten – allerdings in so geringen Mengen, daß man nicht weiß, ob ihr Verzehr überhaupt irgendwelche Auswirkungen hat. Damit die Melatoninkonzentration im Blutplasma nennenswert ansteigt, muß man mindestens 0,1 Milligramm von dem Hormon zu sich nehmen. Um diese Menge mit der Nahrung aufzunehmen, müßte man beispielsweise 200 Kilogramm Bananen verzehren! Andererseits ist der Verzehr solcher Nahrungsmittel zumindest eine Möglichkeit, sich das Hormon auf natürliche Weise zuzuführen. Einer der Wissenschaftler, die Spuren des Hormons in Pflanzen entdeckten – der Bremer Biologe Rolf Dubbels – meint, daß der Melatoningehalt der Pflanzen trotz Erhitzen und Garen erhalten bleibt, denn der Schmelzgrad von Melatonin liegt bei über 100 Grad.

Eine weitere Möglichkeit, sich durch die Nahrung Melatonin zuzuführen, besteht darin, Nahrungsmittel zu verzehren, die viel Tryptophan enthalten, zum Beispiel Geflügel, Eier, Fisch, Milch, Tofu oder Linsen. Tryptophan ist ja die Vorstufe, aus der unsere Zirbeldrüse zuerst Serotonin und dann in einem weiteren Schritt Melatonin herstellt; und es ist schon lange bekannt, daß Lebensmittel, die viel Tryptophan enthalten, müde machen. (Darauf beruht zum Beispiel die schlaffördernde Wirkung des Hausmittels, abends vor dem Schlafengehen ein Glas Milch zu trinken.)

Russel Reiter empfiehlt außerdem, regelmäßig bestimmte Vitamine und Mineralstoffpräparate einzunehmen, die die Melatoninproduktion anregen: Vitamin B_6, so schreibt er in seinem Buch, wird vom Körper gebraucht, um Tryptophan in die Melatonin-Vorstufe

Serotonin umzuwandeln. Es ist zum Beispiel in Bananen, Avocados, Mohrrüben, Linsen, Reis, Leber, Lachs, Thunfisch, Sojabohnen, Weizenkeimlingen und Weizenvollkornmehl enthalten. Auch Kalzium und Magnesium sind, wie Untersuchungen gezeigt haben, für die Melatoninproduktion wichtig; Reiter rät daher, sofern keine medizinischen Gründe dagegen sprechen (vorher den Arzt fragen!), regelmäßig Kalzium- und Magnesiumpräparate einzunehmen.[63]

Viele Untersuchungen deuten darauf hin, daß Melatonin ein wichtiger Freie-Radikale-Killer ist. Man vermutet, daß es eine chemische Verbindung mit den Radikalen eingeht und sie dadurch unschädlich macht. Aber wenn das so ist, reduziert sich dadurch natürlich unsere Melatoninmenge: Je mehr wir von dem Hormon verbrauchen, um freie Radikale zu vernichten, um so weniger bleibt übrig. Zirbeldrüsenforscher Dr. Steven Bock rät daher zu einer „Melatonin-Sparpolitik": Man sollte nach Möglichkeit alle Verursacher freier Radikaler meiden. Wichtige „Freie-Radikale-Quellen", denen man – zumindest bis zu einem gewissen Grad – aus dem Weg gehen kann, sind: Nikotin, Alkohol, schädliche Chemikalien wie beispielsweise Pestizide und chlorhaltige Haushaltschemikalien, aber auch die UV-Strahlen der Sonne. Der zunehmenden Umweltverschmutzung können wir zwar niemals völlig entgehen, aber zumindest versuchen, uns ihr so wenig wie möglich auszusetzen, indem wir uns an Tagen mit hohem Ozongehalt nicht so viel im Freien aufhalten oder nicht gerade in unmittelbarer Nähe einer vielbefahrenen Straße joggen oder spazierengehen. Durch solche Maßnahmen können wir uns unser Melatonin erhalten, statt es im Kampf gegen freie Radikale zu vergeuden. Außerdem sollen wir auf eine Ernährung achten, die reich an Antioxydantien wie Vitamin C, Vitamin E, Beta-Carotin und Selen ist. Denn je mehr Freie-Radikale-Killer wir im Körper haben, um so weniger wird natürlich unser Melatoninvorrat strapaziert.[64]

Neben den freien Radikalen gerät auch noch ein weiterer Übeltäter in den letzten Jahren immer häufiger in die Schlagzeilen: elektromagnetische Felder oder „Elektrosmog", wie es oft unpräzise heißt – mit Smog, also mit Luftverschmutzung, haben diese Felder zwar überhaupt nichts zu tun, aber man schreibt ihnen zum Teil ähnlich gravierende gesundheitsschädliche Wirkungen zu. Es sind unsichtbare Felder aus geladenen Teilchen, wie sie aus unserem modernen Leben gar nicht mehr wegzudenken sind: Elektrogeräte wie Herd, Kühlschrank, Fernseher, Computer, aber auch Transformatorenhäuschen, Oberleitungen von Eisen- und Straßenbahn und das mobile Telefon verbreiten solche elektromagnetischen Felder.

Verschiedene Untersuchungen ergaben, daß Kinder von Familien, die in der Nähe von Starkstromleitungen wohnten, viel häufiger an Leukämie erkrankten. Auch psychische Störungen und Selbstmordversuche wurden in der Umgebung von Hochspannungskabeln gehäuft festgestellt. Erwiesen ist dieser Zusammenhang allerdings nicht, denn die Forschungsergebnisse sind widersprüchlich: Bei manchen Untersuchungen konnten keine negativen gesundheitlichen Auswirkungen elektromagnetischer Felder entdeckt werden. In letzter Zeit häufen sich allerdings Forschungsberichte, die darauf hindeuten, daß Elektrosmog die Melatoninproduktion beeinträchtigt: Bei Ratten, die über längere Zeiträume hinweg einem elektromagnetischen Feld ausgesetzt waren, verringerte sich die Melatoninproduktion sehr stark oder kam sogar völlig zum Erliegen. Nach Beseitigung der Elektrosmog-Quelle stieg ihr Melatoninspiegel sofort wieder an.[65] Manche Wissenschaftler sehen hier einen Zusammenhang; sie vermuten, daß die gesundheitsschädlichen Wirkungen elektromagnetischer Felder auf einen zu geringen Melatoninspiegel zurückzuführen sind.

Wie gefährlich solche Felder wirklich sind und wo die Grenzwerte liegen, weiß man bis heute nicht. Völlig entgehen kann man ihnen in der heutigen Zeit ohnehin nicht; denn wir alle sind ständig von elektrischen Geräten umgeben und auf sie angewiesen. Und wer gar in der Nähe einer Eisenbahnoberleitung oder Trafostation wohnt, der kann die Felder in seiner Wohnung zwar messen lassen, wenn er den Verdacht hat, daß die Belastung zu groß sein könnte; aber er wird sich auf einen harten Kampf mit Behörden und anderen Betreibern solcher Anlagen gefaßt machen müssen, denn sie erneuern oder verlegen zu lassen, ist in vielen Fällen gar nicht möglich.

Die meisten Experten raten dem Verbraucher daher zu einer Politik des „goldenen Mittelwegs": Das heißt, man soll sich durchaus der möglichen Gefahr bewußt sein, ohne jedoch übertrieben ängstlich zu reagieren, und lieber nach realistischen Möglichkeiten suchen, die elektromagnetische Belastung möglichst gering zu halten.

Ständige oder über einen längeren Zeitraum hinweg existierende elektromagnetische Felder sind gefährlicher als solche, die nur kurze Zeit bestehen. Um diese permanenten Elektrosmog-Quellen sollte man sich also zuallererst kümmern.

Eine solche „Dauersmog-Quelle" ist der Sicherungskasten in Ihrer Wohnung. Er strahlt ein ziemlich starkes elektromagnetisches Feld aus, das jedoch nicht sehr weit reicht; er sollte sich also nicht gerade in unmittelbarer Nähe einer Stelle befinden, wo Sie oder Ihre Familie sich oft aufhalten. Solche Felder können auch durch Wände dringen; wenn auf der Rückwand des Sicherungskastens ein Bett steht, ist das also ebenfalls nicht besonders günstig. (Auch Elektrogeräte sollten nach Möglichkeit nicht an einer Wand stehen, an deren Rückseite sich ein Bett befindet.)

Auch die Stromleitungen in Ihrer Wohnung können unter Umständen hohe elektromagnetische Felder erzeugen; dies gilt vor allem, wenn sie schon älter oder unprofessionell installiert sind. Wichtig ist eine gleiche Verteilung der Ladung; das heißt, daß der Stromfluß in beide Richtungen gleich verteilt sein sollte – eine Voraussetzung, die bei alten Leitungen leider nicht immer gegeben ist. Auch später hinzugekommene Lichtschalter sowie nachträglich und unsachgemäß installierte Steckdosen können ein Problem sein.

Diese potentiellen Elektrosmog-Quellen können Sie jedoch von einem Elektriker testen lassen.

Dimmerschalter erzeugen ebenfalls starke elektromagnetische Felder: Je gedämpfter das Licht, desto intensiver der Elektrosmog. Am besten, Sie tauschen solche Schalter gegen normale Lichtschalter aus – oder, falls Sie nicht ganz auf die Möglichkeit verzichten wollen, die Helligkeit Ihrer Lichtquelle je nach Bedarf abzustufen, sollten Sie das Licht zumindest möglichst oft ganz hell stellen. Ansonsten gilt: Energiesparlampen erzeugen ein viel kleineres elektromagnetisches Feld als Standardglühlampen.

Elektrische Heizdecken sind ganz besonders ins Gerede geraten, sogar mit einer erhöhten Fehlgeburtsrate hat man sie schon in Verbindung gebracht: Auch sie erzeugen nämlich ein starkes elektromagnetisches Feld, dem unser ganzer Körper oft stundenlang in hautengem Kontakt ausgesetzt ist, und das ausgerechnet dann, wenn unsere Zirbeldrüse Melatonin produziert – nämlich in der Nacht. Deshalb wird empfohlen, keine älteren, sondern lieber moderne Heizdecken mit reduziertem elektromagnetischem Feld zu verwenden. Noch besser wäre es, das Bett mit Hilfe der Heizdecke lediglich vorzuwärmen und sie auszuschalten, sobald man schlafen geht. (Das gleiche gilt für die Heizung von Wasserbetten.)

Zu Ihrem elektrischen Wecker, der ebenfalls ein starkes Elektromagnetfeld abstrahlen kann, sollten Sie einen möglichst großen Abstand (nicht weniger als 30 Zentimeter – nicht ans Kopfende, sondern lieber ans Fußende stellen) einhalten oder ihn durch einen Digitalwecker ersetzen. Grundsätzlich gilt, daß sich in Ihrem Schlafzimmer möglichst wenige netzbetriebene Elektrogeräte und Kabel befinden sollten – und wenn, dann weit weg von Ihrem Bett.

Sollten Sie in der Nähe einer Hochspannungsleitung, eines Transformators oder einer Bahnoberleitung wohnen, so kann es oft schon helfen, Ihre Wohnung ein wenig umzugestalten: Vielleicht lassen sich Schlaf- und Kinderzimmer so verlegen, daß sie mög-

lichst weit von der Elektrosmog-Quelle entfernt sind. (Kinder reagieren besonders empfindlich auf elektromagnetische Felder.)

Die meisten Elektromagnetfelder werden mit zunehmender Ent-
fernung schnell kleiner. Deshalb gilt als Faustregel grundsätzlich
immer: Abstand halten. Damit lassen sich viele Probleme schon aus
der Welt schaffen. Es gibt viele ziemlich strahlungsintensive Elektrogeräte, die wir jedoch immer nur für kurze Zeit einschalten – beispielsweise elektrische Mixer, Dosenöffner, Schreibmaschinen und
Bohrer, Mikrowellen- und Kopiergeräte, Staubsauger. Hier empfiehlt es sich, 30 bis 60 Zentimeter Abstand zu halten. Manche Geräte (beispielsweise Wasch- und Geschirrspülmaschine) kann man
auch betreiben, wenn man sich gerade nicht in der Küche aufhält. In
manchen Fällen (elektrischer Dosenöffner oder Bleistiftspitzer, Fön,
Elektrorasierer) könnte man erwägen, entweder auf mechanische
Alternativen oder aber auf batteriebetriebene Geräte umzusteigen.
Vom Fernseher sollte man mindestens 75 Zentimeter Abstand halten
und ihn nicht an eine Wand stellen, an die ein Schlafplatz angrenzt.
Zum Kopierer und zu Bildschirm, Rechner und Drucker des Com-
puters kann man in der Regel ebenfalls problemlos Distanz halten.
Sehr hoch ist das Elektromagnetfeld bei Funktelefonen.

Wer all diese Grundsätze für eine melatoninfreundliche Lebensweise beherzigt, hat ziemlich gute Chancen, die Hormonproduk-
tionsleistung seiner Zirbeldrüse so lange in „Hochform" zu halten,
bis man mehr über die Wirkungen, Risiken und Nebenwirkungen
künstlicher Melatoninpräparate weiß. Untersuchungen haben ja gezeigt, daß selbst bei alten Menschen die Melatoninausschüttung
sehr unterschiedlich ist: Manche produzieren fast genauso viel Melatonin wie junge Leute, andere fast gar keines mehr. Hier könnte
die Lebensweise ein entscheidender Faktor sein. Und da diese Ver-
haltensregeln ja nicht nur „melatoninfreundlich", sondern an sich
gesund sind, spricht nichts dagegen, sie zu befolgen.

Adressen

Ärzte und Krankenhäuser, die mit Melatonin therapieren:
Dr. Georges Maestroni, Istituto Cantonale di Patologia, Centre for Experimental Pathology, Via in Selva 24, CH-6604 Locarno, Schweiz, Tel.: 0041-91-7 56 26 71 oder -72, Fax: 0041-91-7 56 26 90 (Krebs und AIDS)

Dr. Paolo Lissoni, Divisione di Radioterapia, Ospedale San Gerardo, Via Donizetti, 106, I-20052 Monza, Italien, Tel.: 0039-39-23 31, Fax: 0039-39-2 33 34 14 (Krebs)

Dr. Alfred J. Lewy / Dr. Robert L. Sack, Sleep and Mood Disorders Laboratory, Departments of Psychiatry, Ophthalmology and Pharmacology, Oregon Health Sciences University, Portland, Oregon, 97201, USA, Tel.: 001-503-494 8311, Fax: 001-503-494 5329 (Schlafstörungen, Jet-lag, psychische Erkrankungen)

Dr. Steven M. Weber, Department of Neurology, University of Wisconsin-Madison, Medical School, 600 Highland Avenue, Madison, Wisconsin 53792-5132, USA, Tel: 001-608-263 5443 oder -262 1234, Fax: 001-608-2 63 04 12 oder -2 6370 02 (Schlafstörungen)

Dr. Rene Gonzalez, Division of Medical Oncology, 4200 E 9th Avenue, Box B 171, Denver, Colorado 80262, Tel.: 001-303-270-88 01, Fax: 001-303-270-88 25, USA (Melanome)

Dr. Russel J. Reiter, Department of Cellular and Structural Biology, The University of Texas Health Science Center at San Antonio, 7703 Floyd Curl Drive, San Antonio, Texas 78284-7762, USA, Tel.: 001-210-567-38 59, Fax: 001-210-567-69 48 (einer der führenden Melatonin-Experten)

Bezugs- und Informationsquellen
Cleopatra Pharmaceutics & Supplements LLC, 201 N. Walnut Street , Wilmington, Delaware, USA, Hotline Informationen und Bestellannahme Deutschland: Tel.: 089-45 49 37 15, Fax: 089-6 88 21 85

The Life Extension Foundation, PO Box 229120, Hollywood, Florida 33022-91 20, USA, Tel.: 001-305-7 66 84 33, Fax: 001-305-954 7 61 91 99

Literatur

Steven J. Bock/Michael Boyette: Wunderhormon Melatonin. München: Droemersche Verlagsanstalt, 1995

Suzanne LeVert: Melatonin – the anti-aging hormone. New York: Avon Books, 1995

Walter Pierpaoli/William Regelson: The melatonin miracle. New York: Simon & Schuster, 1995

Russel J. Reiter/Jo Robinson: Melatonin – your body's natural wonder drug. New York/Toronto/London/Sydney / Auckland: Bantam Books, 1995

Ray Sahelian: Melatonin – nature's sleeping pill. Marina Del Rey: Be Happier Press, 1995

Hasnain Walji: Melatonin. San Francisco: Thorsons, 1995

Anmerkungen

[1]Russel J. Reiter/Jo Robinson: Melatonin – Your body's natural wonder drug. New York/ Toronto/London/Sydney/Auckland: Bantam Books, 1995, S. 13–16, 120–123
[2]Walter Pierpaoli/William Regelson: The melatonin miracle – nature's age-reversing, disease-fighting, sex-enhancing hormone. New York: Simon & Schuster, 1995, S. 34–67
[3]Pierpaoli, The melatonin miracle, S. 22
[4]Pierpaoli, The melatonin miracle, S. 181 f.
[5]D. Garfinkel/M. Laudon/D.Nof/N. Zisapel: „Improvement of sleep quality in elderly people by controlled-release melatonin", in: The Lancet, vol. 346, 26. August 1995, S. 541
[6]F. Waldhauser/B. Saletu/I. Trinchard-Lugan: „Sleep laboratory investigations on hypnotic properties of melatonin", in: Psychopharmacology, 1990, 100, S. 222–226
[7]Drew Dawson/Nicola Encel: „Melatonin and sleep in humans", in: Journal of Pineal Research, 1993, 15, S. 3
[8]Reiter, Melatonin, S. 107 f.
[9]O. Tzischinsky/Y. Dagan/P. Lavie: „The effects of melatonin on the timing of sleep in patients with delayed sleep phase syndrome", in: Yvan Touitou/Josephine Arendt/Paul Pévet (hrsg.), Melatonin and the pineal gland, Amsterdam: Elsevier, 1993, S. 351–354
[10]Dawson/Encel: „Melatonin and sleep in humans", S. 3
[11]Ray Sahelian: Melatonin – nature's sleeping pill. Marina Del Rey: Be Happier Press, 1995, S. 35 ff.
[12]Walter Pierpaoli, The melatonin miracle, S. 189
[13]Reiter, Melatonin, S. 210 f.
[14]Dawson/Encel: „Melatonin and sleep in humans", S. 10
[15]Sahelian, Melatonin – nature's sleeping pill, S. 44
[16]Pierpaoli, The melatonin miracle, S. 193
[17]Sahelian, Melatonin – nature's sleeping pill, S. 44
[18]Steven J. Bock/Michael Boyette: Wunderhormon Melatonin. München: Droemersche Verlagsanstalt, 1995, S. 202 ff.
[19]persönliche Mitteilung
[20]Pierpaoli, The melatonin miracle, S. 106
[21]Pierpaoli, The melatonin miracle, S. 107 f.
[22]Reiter, Melatonin, S. 21
[23]Reiter, Melatonin, S. 44
[24]Reiter, Melatonin, S. 40
[25]Russel J. Reiter: „Interactions of the pineal hormone melatonin with oxygen-centered free radicals: a brief review". Brazilian Journal of Medical and Biological Research 26 (11), November 1993, S. 1141–1155
[26]Rolf Dubbels/Russel J. Reiter et al.: „Melatonin in edible plants identified by radioimmunoassay and by high performance liquid chromatography-mass spectrometry", in: Journal of Pineal Research, 1995, 18, S. 28
[27]Paolo Lissoni/Antonio Ardizzoia et al.: „Efficacy and tolerability of cancer neuroimmunotherapy with subcutaneous low-dose interleukin-2 and the pineal hormone melatonin: A progress report of 200 patients with advanced solid neoplasms", in: Oncology Reports 2 (1995), S. 1063–1068
[28]Paolo Lissoni/Sofia Meregalli et al.: „Increased survival time in brain glioblastomas by a radioneuroendocrine strategy with radiotherapy plus melatonin compared to radiotherapy alone", in: Oncology 1996 (53), S. 43–46
[29]R. Gonzalez/A. Sanchez et al.: „Melatonin therapy of advanced human malignant melanoma", in: Melanoma Research 1, 1991, S. 237–243

[30]Reiter, Melatonin, S. 77 f.
[31]Reiter, Melatonin, S. 62–64
[32]Reiter, Melatonin, S. 85, 87
[33]Reiter, Melatonin, S. 88
[34]Reiter, Melatonin, S. 86
[35]L. Bruce Weekley: „Effects of melatonin on pulmonary and coronary vessels are exerted through perivascular nerves", in: Clinical Autonomic Research 3 (1993), S. 45–47
[36]persönliche Mitteilung
[37]Reiter, Melatonin, S. 90
[38]Reiter, Melatonin, S. 19
[39]B. R. Grad/R. Rozenzwaig: „The role of melatonin and serotonin in aging: update", in: Psychoneuroendocrinology, 1993, vol. 18, no. 4, S. 283–295. Sahelian, Melatonin, S. 129 f.
[40]Sahelian, Melatonin, S. 78, 130
[41]Reiter, Melatonin, S. 127
[42]Reuven Sandyk/P. G. Anastasiadis et al.: „Is postmenopausal osteoporosis related to pineal gland functions?", in: International Journal of Neuroscience, 1992, vol. 62, S. 215–225
[43]Reiter, Melatonin, S. 129
[44]ebda.
[45]Reiter, Melatonin, S. 132
[46]Reiter, Melatonin, S. 137
[47]Dawson/Encel: „Melatonin and sleep in humans", S. 1–12
[48]Sahelian, Melatonin, S. 52
[49]Sahelian, Melatonin, S. 89
[50]Sahelian, Melatonin, S. 90
[51]Reiter, Melatonin, S. 143
[52]Bock, Wunderhormon Melatonin, S. 42
[53]L. Wagner-Roos/C. Gottschling et al.: „Ewig jung", in: FOCUS 5 (1996), S. 114
[54]Reiter, Melatonin, S. 150
[55]Pierpaoli, The melatonin miracle, S. 67
[56]Pierpaoli, The melatonin miracle, S. 87, 201
[57]J. Wright/M. Aldhous et al.: „The effects of exogenous melatonin on endocrine function in man", in: Clinical Endocrinology, 1986, 24, S. 375–383. Massimo Terzolo/Alessandro Piovesan et al.: „Effects of long-term, low-dose, time-specified melatonin administration on endocrine and cardiovascular variables in adult men", in: Journal of Pineal Research 9, 1990, S. 113–124. Thomas Nickelsen/Lothar Demisch et al.: „Influence of subchronic intake of melatonin at various times of the day on fatigue and hormonal levels: a placebo-controlled, double-blind trial", in: Journal of Pineal Research 6, 1989, S. 325–334.
[58]Steven M. Reppert/David R. Weaver: „Melatonin Madness", in: Cell, vol. 83, 1995, S. 1059
[59]Reiter, Melatonin, S. 149 f. L. Wagner-Roos/C. Gottschling et al.: „Ewig jung", in: FOCUS 5 (1996), S. 111 ff.
[60]Jutta Wellmann/Eberhard J. Wormer: Hormone – Luststoffe des Körpers. München: Südwest Verlag, 1994, S. 107
[61]Garfinkel/Nof et al.: „Improvement of sleep quality in elderly people by controlled-release melatonin", in: The Lancet, vol. 346, 26. August 1995, S. 541
[62]Reiter, Melatonin, S. 198
[63]Reiter, Melatonin, S. 196 f.
[64]Bock, Wunderhormon Melatonin, S. 161 ff.
[65]Bock, Wunderhormon Melatonin, S. 84